Punktions- und Infusionstechnik

Ulrich Grundmann
Jürgen Simon

Bibliomed

Fotos: H. Czech, Homburg/Saar (4, 5, 6, 17, 18, 21, 28, 31, 32)

CIP-Kurztitelaufnahme der Deutschen Bibliothek
Grundmann, Ulrich:
Punktions- und Infusionstechnik / Ulrich Grundmann;
Jürgen Simon. – Melsungen: Bibliomed, 1986.
ISBN 3-921958-40-7
NE: Simon, Jürgen:

© 1986 Bibliomed · Medizinische Verlagsgesellschaft mbH, Melsungen

Alle Rechte, insbesondere das Recht der Vervielfältigung und Verbreitung sowie der Übersetzung behält sich der Verlag vor. Ohne schriftliche Genehmigung durch den Verlag darf kein Teil des Werkes in irgendeiner Form mit mechanischen, elektronischen und photographischen Mitteln (einschl. Tonaufnahme, Photokopie und Mikrofilm) reproduziert oder gespeichert werden.

Printed in Germany by Druckerei Ahrend, Inh. Helmut Volke, Baunatal

ISBN 3-921958-40-7

Geleitwort

Die Technik der Punktion von Venen – auch Arterien – sowie der intravenösen Infusion spielt in der Medizin ohne Zweifel eine überragende Rolle. Sie ist insonderheit aus der klinischen Anästhesie, Reanimation, Intensivtherapie und Notfallmedizin nicht mehr wegzudenken. Es ist deshalb sehr zu begrüßen, wenn in vorliegendem Handbuch die für die tägliche Arbeit relevanten Aspekte dieses Fragenkomplexes in systematischer Form dargestellt werden. Die beiden Autoren beabsichtigen dabei, nicht nur in der Weiterbildung befindlichen Ärzten und Medizinstudenten, sondern vor allem auch Krankenschwestern und Krankenpflegern wesentliche theoretische Grundlagen und – entsprechend der Zielsetzung ihres Buches – praktisch wichtige Hinweise zu vermitteln. Getreu der für ärztliches und nichtärztliches Krankenhauspersonal gültigen Devise „nihil nocere!" wird den möglichen Komplikationen breiter Raum gewidmet.

Insgesamt verfolgt das Handbuch den Zweck, zu einer allgemeinen Verbesserung der Punktions- und Infusionstechnik beizutragen, die Zahl und Schwere von Komplikationen auf ein Minimum zu reduzieren und damit letztlich den von uns zu versorgenden Kranken und Verletzten ein hohes Maß an Behandlungssicherheit zu bieten.

Ich bin fest davon überzeugt, daß vom Studium vorliegenden Buches sowohl Lernende als auch Lehrende fachlichen Gewinn verzeichnen können. Allein schon deswegen wünsche ich ihm einen möglichst großen Interessenten- und Leserkreis.

Homburg/Saar im September 1986   Karl Hutschenreuter

Vorwort

In den letzten 25 Jahren hat in dem Bereich der Punktionstechnik und der Infusionstherapie eine stürmische Entwicklung stattgefunden. Sie wurde ermöglicht durch Neuerungen auf dem Gebiet der implantierbaren Kunststoffe sowie durch die Weiterentwicklung sicherer Infusionsbestecke und -apparate und bedarfsadaptierter, venenverträglicher Infusionslösungen.

Dank dieser Fortschritte können heute kritisch kranke Patienten nicht nur präoperativ, sondern auch während der Operation und bei der Nachbehandlung auf Intensivstationen optimal überwacht und therapiert werden.

Obwohl die Methoden des invasiven hämodynamischen Monitorings heute in den dazu eingerichteten Abteilungen zur täglichen Routine zählen, dürfen jedoch die dabei möglichen Komplikationen nicht unberücksichtigt bleiben und zwingen in jedem Fall zur kritischen Indikationsstellung.

Das vorliegende Buch gibt einen Überblick über die Problematik der Punktions- und Infusionstechnik und soll damit dem Leser Unterstützung in der täglichen praktischen Anwendung sein.

Homburg/Saar im September 1986　　　　　　Ulrich Grundmann
　　　　　　　　　　　　　　　　　　　　　　　　Jürgen Simon

Inhaltsverzeichnis

	Seite
Historische Entwicklung	11

Venöses System 14
Handrücken 14
Unterarm und Ellenbeuge 14
Oberarm 17
Schulter-Halsregion 17
Untere Extremität 24
  Fuß- und Sprunggelenkbereich 24
  Unterschenkel 25
  Oberschenkel 25
Venen des Kopfes 25
Venenklappen 25

Auswahl des venösen Zugangs 27
Kriterien für die Auswahl des venösen Zugangs 27
Osmolaritätentabelle häufig verwendeter Infusions-
lösungstypen periphervenös, zentralvenös 29

Technik des venösen Zugangs 31
Periphere Venenpunktion 31
Venenkatheterismus nach Venenpunktion 32
Zugänge zur Vena cava 34
Venenkatheterismus nach peripherer Punktion
einer Armvene 34
Venenkatheterismus nach zentraler Venenpunktion 39
  Punktion der Vena jugularis interna 39
  Zugang über die Vena subclavia 45
  Supraklavikuläre Punktion nach YOFFA 45
  Infraklavikuläre Punktion nach AUBANIAC 46

Zugang über die Vena anonyma (Vena brachiocephalica) 46
Punktion der Vena jugularis externa 50
Venenkatheterismus nach Venae sectio 52

Kathetersysteme 55
Katheter durch Stahlkanülen 55
Katheter durch Kunststoffkanülen 55
Katheter mit Innenkanüle 55
Katheter nach der Seldinger-Methode 56
Langzeitkatheter mit subkutaner Untertunnelung 56
Multi-Lumen-Katheter 57

Kathetermaterialien 58

Lagekontrolle des Venenkatheters 62
Röntgendarstellung 62
EKG-Ableitung 63

Pflege des venösen Zugangs 65

Komplikationen 68
Komplikationen bei der perkutanen peripheren Venenpunktion 68
   Frühkomplikationen 68
   Spätkomplikationen 69
Komplikationen bei Venae sectio 69
Komplikationen beim zentralvenösen Katheter 70
   Frühkomplikationen 70
   Fehlpunktion 70
   Fehllagen 71
   Pneumothorax, Hämatothorax, Infusionshydrothorax,
   Chylothorax 72
   Luftembolie 73
   Katheterembolie 74
   Gefäßperforation, Herzperforation 75
   Spätkomplikationen 75

Messung des zentralen Venendrucks 78

Arterienkanülierung   85
Punktionstechnik   86
  Arteria radialis   86
  Arteria dorsalis pedis   90
  Arteria temporalis superficialis   90
  Arteria femoralis   90
  Arteria umbilicalis   94
Komplikationen   94

Filtersysteme   96
Infusionsfilter   96
Entnahme- und Zuspritzfilter   97
Injektionsfilter   97
Transfusionsfilter   99

Zumischungen, Unterbrechen der Infusion   100
Kurzzeitunterbrechungen   100
Langzeitunterbrechungen   100
Zuspritzungen/Zumischungen   101

Dosieren   104
Schwerkraftinfusion   104
Infusionsapparate   105

Literaturverzeichnis   112

Historische Entwicklung

Mit der Entdeckung des Blutkreislaufs durch William HARVEY im Jahre 1628, über die er in seiner Schrift „Exercitatio anatomica de motu cordis et sanguinis in animalibus" berichtete, wurde die physiologisch-anatomische Grundlage für die klinische Anwendung der intravenösen Injektion, Infusion und Transfusion geschaffen. Die ersten praktischen Injektionsversuche an Tieren wurden jedoch nicht von Ärzten, sondern von medizinischen Laien durchgeführt. Ein Rittmeister VON WAHRENDORF injizierte seinen Jagdhunden Wein in die Venen und beobachtete bei diesen Tieren die typischen Symptome des Betrunkenseins. Weitere Berichte stammen aus England. 1656 nahmen WREN und in den darauffolgenden Jahren WREN und BOYLE sowie CLARKE intravenöse Injektionen an Tieren vor, wobei sie als Instrument ein Röhrchen mit einer daran befestigten Tierblase verwendeten. Injiziert wurden Wasser, Wein, Milch, Bier, Opiumlösungen, Fleischbrühe, Brechmittel und anderes mehr. In Deutschland waren es die Ärzte Johann Sigismund ELSHOLTZ, Johann Daniel MAJOR und Michael ETTMÜLLER, die die intravenöse Anwendung von Arzneimitteln zu therapeutischen Zwecken einführten.

Bluttransfusionen wurden erstmals von Robert BOYLE 1657 und von Jean DENIS 1667 durchgeführt. Im ersten Fall handelte es sich um die erste Bluttransfusion von einem Tier auf ein anderes, im zweiten um die erste Transfusion von Schafsblut auf einen Menschen (Abb. 1). Weitere Beschreibungen stammen von LOWER und KING 1667 und GAYANT 1667/1668. Die intravenösen Injektionen wurden im 18. Jahrhundert zu physiologischen und pharmakologischen Versuchen sowie für therapeutische Zwecke weiterbetrieben, ohne daß ihnen der große medizinische Durchbruch gelang. Die Nebenwirkungen der Injektionen waren zum größten Teil abschreckender als die wenigen Erfolge.

Die Ärzteschaft blieb auch in der ersten Hälfte des 19. Jahrhunderts insgesamt zurückhaltend. Obwohl Aderlaß, Klistierspritzen und Kanülen seit dem Altertum bekannt waren, bereitete die Durch-

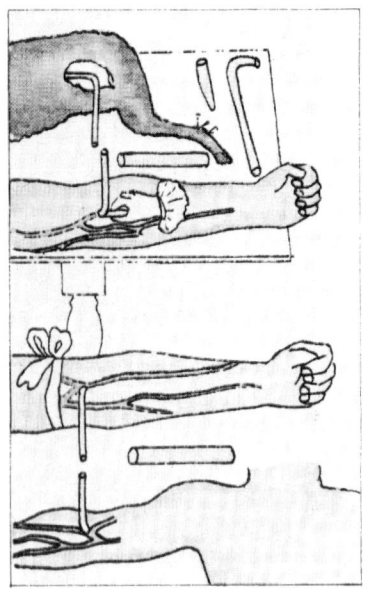

Abb. 1: Historische Darstellung von Transfusionen: Schaf-Mensch (DENIS 1667) und Mensch-Mensch

führung der intravenösen Injektion den Ärzten des 17. Jahrhunderts erhebliche technische Schwierigkeiten, wie aus der Vielzahl der empfohlenen Methoden hervorgeht. Das größte Problem bestand darin, über die Aderlaßwunde Flüssigkeit in die Vene zu bringen. Um 1830 soll erstmals der englische Chirurg HUNTER die angeschliffene Hohlnadel genannt haben. Die zweite Hälfte des 19. Jahrhunderts brachte dann einen ersten Aufschwung der intravenösen Injektion für die Therapie, besonders durch die jetzt erfundene neue Technik. Zur Punktion von Gefäßen gab Karl PRAVAZ 1853 eine Glasspritze mit einer daran befestigten Hohlnadel an, deren Kolben durch ein Gewinde vorwärts getrieben wurde. Er versuchte, das Aneurysma einer peripheren Arterie durch Einspritzung von Eisenchlorid zur Thrombosierung zu bringen. WOOD veröffentlichte 1858 einen Bericht über eine graduierte Glasspritze, an der eine dünne, hohle Nadel angebracht war. 1869 konstruierte LUER eine Kolbenspritze aus Glas mit einem Konus zum Aufstecken der Kanüle.

Die Einführung der intravenösen Injektion in die Klinik gelang LANDERER 1881 im Rahmen der postoperativen Infusionstherapie unter Verwendung der PRAVAZ-Spritze. Er empfahl dabei eine Technik, bei der die Vene nicht zuvor durch Venae sectio freigelegt werden mußte, sondern nach Stauung direkt durch die intakte Haut punktiert wurde. Durch die Entdeckung der Blutgruppen im Jahre 1901 durch Karl LANDSTEINER war auch die Basis für das neuzeitliche Bluttransfusionswesen gelegt. 1906 wurde in Deutschland die Rekordspritze aus Glas und Metall eingeführt. Die Infusion der verschiedenen Arzneimittel wurde jedoch erst Allgemeingut der Ärzte mit der Einführung des Strophanthins durch Albert FRÄNKEL im Jahre 1906 und des Salvarsans durch Paul EHRLICH 1910, durch deren therapeutische Anwendung man mit der intravenösen Injektion vertraut wurde.

Während noch vor etwa 25 Jahren Infusionen mit Hilfe von häufig selbst hergestellten Geräten nur bei schweren Erkrankungen angelegt wurden, gehören heute die Infusionen zu den unentbehrlichen therapeutischen Maßnahmen in der Klinik. Seit etwa 1960 haben technisch hochwertige Einmalartikel, die ständig den modernsten medizinischen Erkenntnissen und Bedürfnissen angepaßt werden, aus Hygiene- und Rationalisierungsgründen die mehrfach zu verwendenden Produkte weitgehend abgelöst und gewährleisten, daß eine i. v.-Infusion kaum mehr Aufwand erfordert als jede andere intravenöse Injektion.

Venöses System

Bei der Auswahl des venösen Zugangsweges stehen viele Venen zur Verfügung (Abb. 2, 3, 7).

Handrücken

Auf dem Handrücken findet sich als grobmaschiges, großkalibriges subkutanes Venennetz (Abb. 4, 8) das Rete venosum dorsale manus, das im wesentlichen aus den überwiegend parallel zu den Metakarpalknochen gelegenen Venae metacarpeae dorsales und ihren Verbindungen besteht und seinen Zufluß aus den von den Fingern kommenden Venen erhält. Aus ihm entwickeln sich in der Regel zwei große Venenstämme, radialseitig, also an der Daumenbasis, die Vena cephalica, ulnarseitig die Vena basilica. Durch ihre Lage bleiben die Venen des Handrückens auch bei Handbewegungen weitgehend gestreckt.

Unterarm und Ellenbeuge

Am Unterarm finden sich besonders auf der Beugeseite im Subkutangewebe gut ausgebildete Hautvenen (Abb. 5, 6, 9), obwohl diese nicht immer so oberflächennah liegen, daß sie gut sichtbar sind. Die Vena cephalica verläuft von der Radialseite des Handgelenks kommend auf der Radialseite des Unterarms weiter durch die Ellenbeuge zum Oberarm. Die Vena basilica zieht an der Ulnarseite des Unterarms proximalwärts und ebenfalls weiter durch die Ellenbeuge zum Oberarm. Im Bereich der Ellenbeuge sind beide Venen durch eine von radialdistal nach ulnarproximal verlaufende Vena mediana cubiti verbunden. In Fällen, in denen am Oberarm die Vena cephalica schwach ausgebildet ist, wird die Vena mediana cubiti zum Hauptgefäß der Ellenbeuge und führt das meiste Blut in die Vena basilica des Oberarms ab. Doppelausbildungen der Vena basilica kommen vor, entsprechend finden sich dann zwei Venae medianae cubiti. Falls an der Unterarmbeugeseite eine Vena mediana antebrachii entwickelt ist, gabelt sich diese in der Ellenbeuge V-förmig in eine Vena mediana ce-

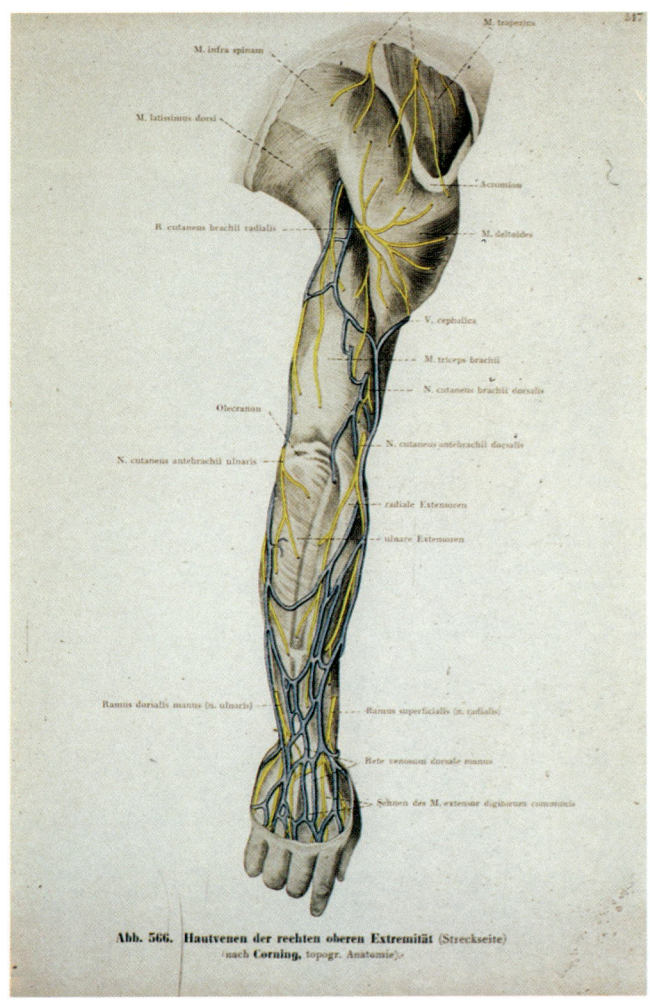

Abb. 2: Hautvenen der rechten oberen Extremität (Streckseite) (nach Corning, topograph. Anatomie, aus: Lehrbuch und Atlas der Anatomie des Menschen, von RAUBER/KOPSCH, Thieme, Stuttgart 1940)

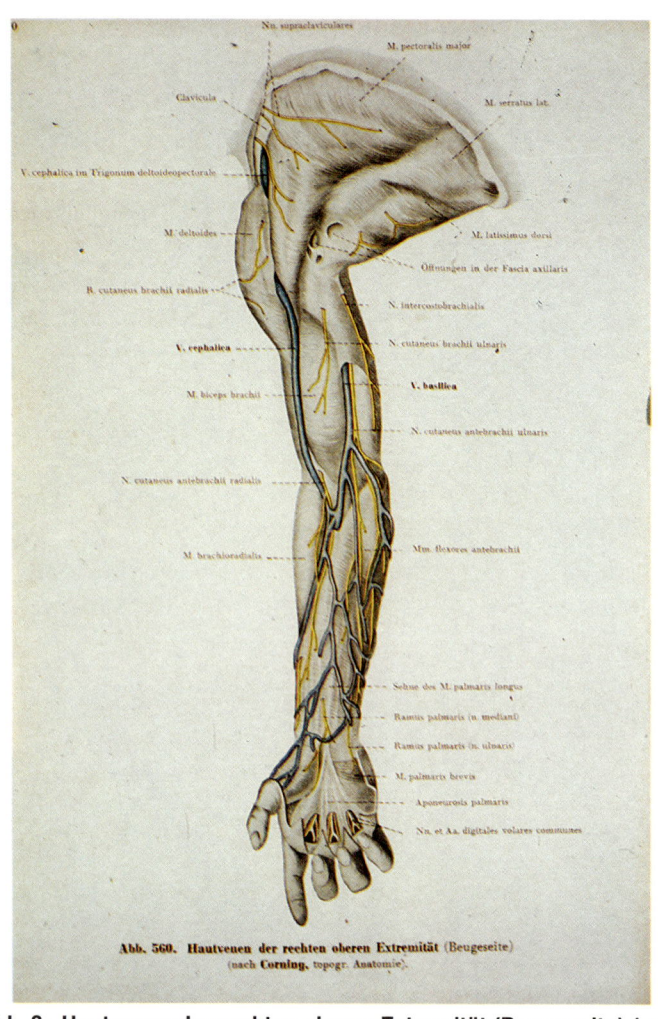

Abb. 3: Hautvenen der rechten oberen Extremität (Beugeseite) (aus: RAUBER/ KOPSCH, siehe Abb. 2)

phalica und in eine Vena mediana basilica, die die Vena mediana cubiti ersetzen. Aus der unmittelbaren Nachbarschaft der Vena mediana cubiti zur Arteria brachialis erklärt sich die relative Häufigkeit von Fehlpunktionen und Fehlinjektionen.

Oberarm

Die Vena basilica verläuft am Oberarm im Sulcus bicipitalis medialis, durchdringt in der Mitte des Oberarms die Faszie und mündet in eine der beiden Venae brachiales. Die Vena cephalica zieht im Sulcus bicipitalis lateralis nach proximal, verläuft dann zwischen den Musculi deltoideus und pectoralis major und mündet schließlich nach Durchdringung der Fascia clavipectoralis in der Tiefe der Mohrenheim'schen Grube in die Vena subclavia. Zur Punktion sind diese Venen jedoch am Oberarm nur selten geeignet. Nur bei Personen mit schwach ausgebildetem Subkutanfett und gut ausgebildeter Vena cephalica kann diese gelegentlich im Sulcus bicipitalis lateralis sichtbar und tastbar sein. In diesen Fällen ist eine Punktion möglich.

Schulter-Halsregion

Oberflächlich liegt beidseitig die Vena jugularis externa, die, vom Kieferwinkel kommend zwischen Platysma und dem oberflächlichen Blatt der Halsfaszie gelegen, abwärts zum Bereich des Trigonum omoclaviculare verläuft, wobei sie den Musculus sternocleidomastoideus schräg überkreuzt und auf dessen laterale Seite gelangt (Abb. 10, 11). Sie mündet dann in die Vena brachiocephalica oder in die Vena jugularis interna oder in die Vena subclavia. Getrennt von der Vena jugularis externa durch den Musculus sternocleidomastoideus verläuft fast parallel dazu die Vena jugularis interna. Sie beginnt unter dem Foramen jugulare als Bulbus venae jugularis superior und verläuft von dort an der lateralen Seite der Arteria carotis interna und Arteria carotis communis bis hinter das Sternoklavikulargelenk. Kurz vor der Vereinigung mit der Vena subclavia zur Vena brachiocephalica, die auch als Vena anonyma bezeichnet wird, ist sie zum Bulbus venae jugularis inferior erweitert. Zusammen mit der Arteria carotis interna bzw. communis und dem Nervus vagus bildet sie das Gefäßnervenbündel des Halses. Die enge räumliche Beziehung zur begleitenden Arterie erklärt einen gewissen Prozentsatz von Fehlpunktionen. Aufgrund ihrer festen Beziehung zum Skelettsystem ist die Vena subclavia beidseitig eine Vene, von deren Punktion häufig Gebrauch ge-

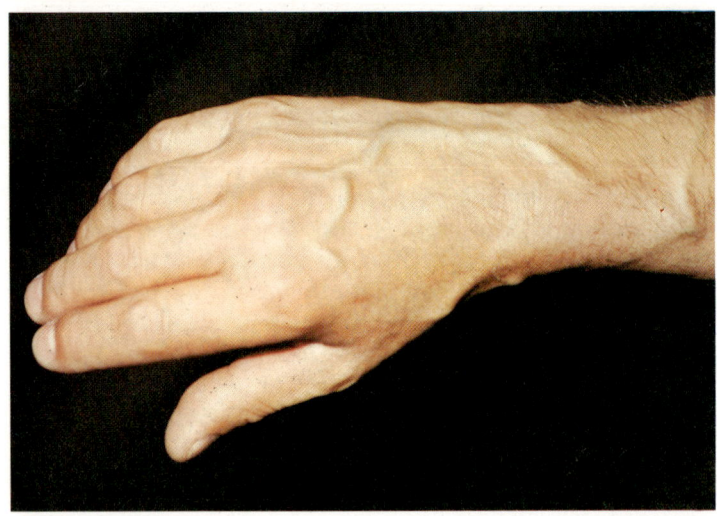

Abb. 4: Grobmaschiges, großkalibriges subkutanes Venennetz auf dem rechten Handrücken

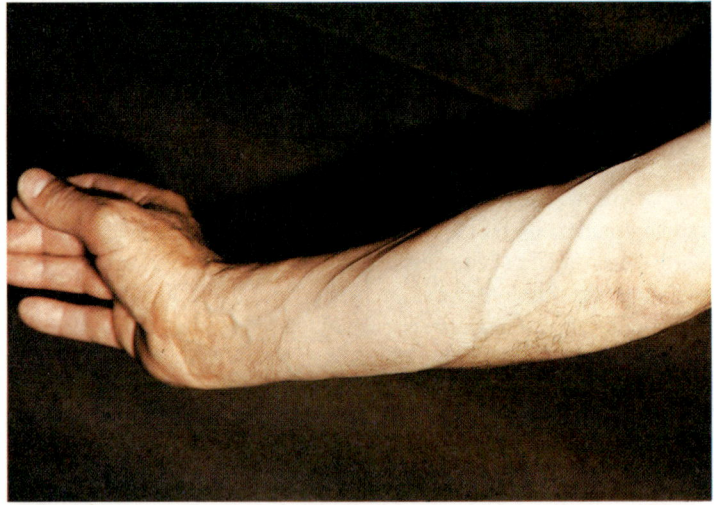

Abb. 5: Hautvenen auf der Unterarmbeugeseite der rechten oberen Extremität

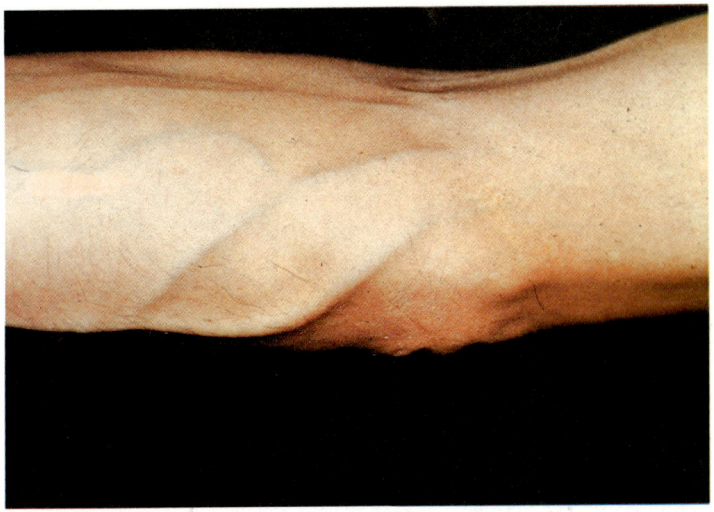

Abb. 6: Hautvenen im Bereich der Ellenbeuge der rechten oberen Extremität

macht wird. Sie entsteht aus der Vena axillaris und sammelt das Blut aus der oberen Extremität und dem Schultergürtel. Vor dem Ansatz des Musculus scalenus anterior über die erste Rippe hinweg, jedoch unter der Klavikula, gelangt sie in die Mohrenheim'sche Grube, wo sie, wie oben angeführt, die Vena cephalica aufnimmt. Im weiteren Verlauf vereinigt sie sich mit der Vena jugularis interna zur Vena brachiocephalica, bevor schließlich durch Zusammenstrom der beiden Venae brachiocephalicae die obere Hohlvene, die Vena cava superior, entsteht. Da die Wand der Vena subclavia zwischen der ersten Rippe und der Faszie des Musculus subclavius bindegeweblich fixiert ist, bleibt sie durch diese Verankerung auch bei einer Kreislaufzentralisation stets offen, während die peripheren Venen bereits kollabiert sind. In unmittelbarer Nachbarschaft der Vena subclavia liegen die Arteria subclavia, der Plexus brachialis und die Pleurakuppel. Dementsprechend ist ein gewisser Prozentsatz akuter Komplikationen bei der Punktion zu erwarten. Ein fester Prozentsatz von Fehlpunktionen rührt daher, daß auch diese Vene anatomische Variationen aufweist. Sie ist gelegentlich doppelt ausgebildet, mit kleinerem Kaliber vorhanden oder hat einen atypischen Verlauf.

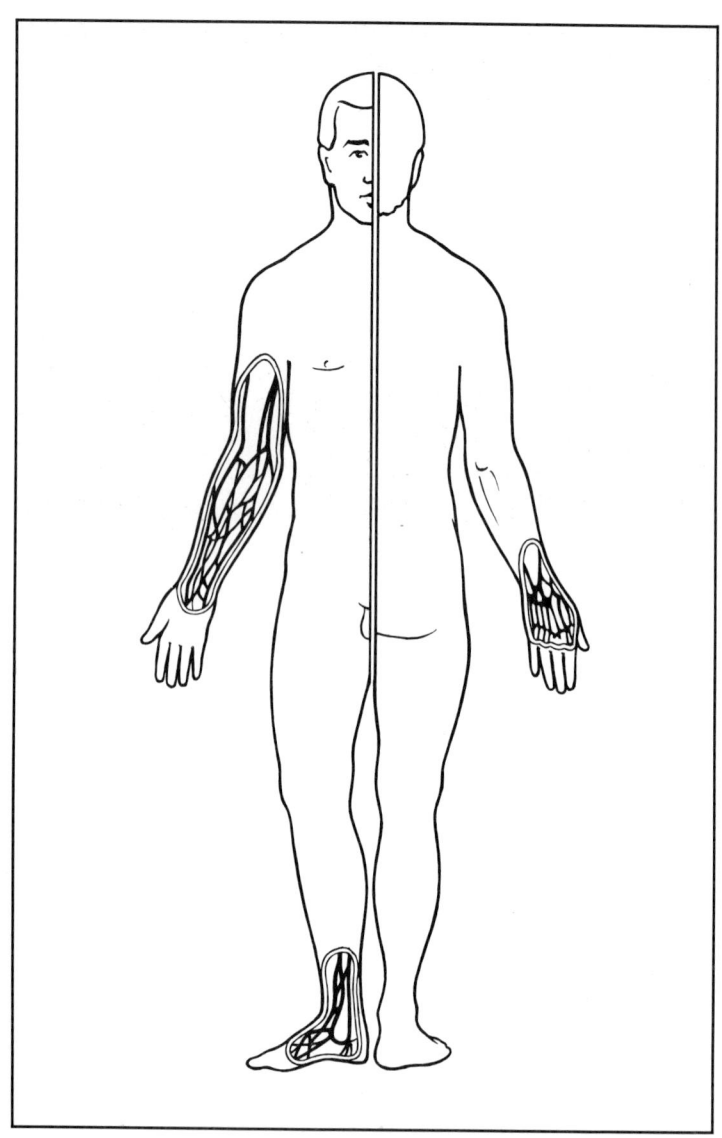

Abb. 7: Die Abbildung zeigt die für die schnelle Injektion von Medikamenten oder intravenöse Infusion von Blut und Lösungen geeigneten oberflächlich gelegenen Venen.

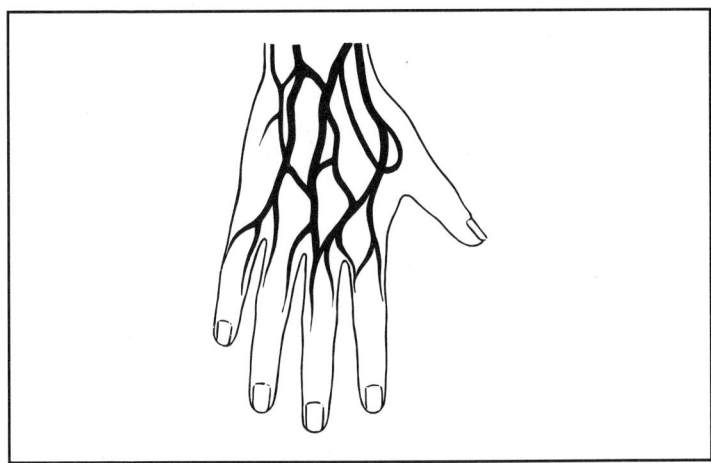

Abb. 8: Die dorsal und metakarpal gelegenen Handrückenvenen sollten für eine Venenpunktion immer zuerst berücksichtigt werden.

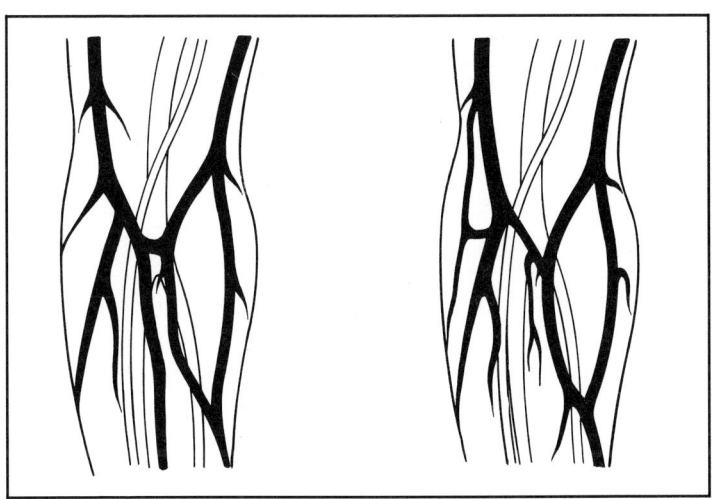

Abb. 9: Häufiger vorkommende Varianten des Venenverlaufs in der Ellenbogengrube mit Lagebeziehungen zu Arterien und Nerven

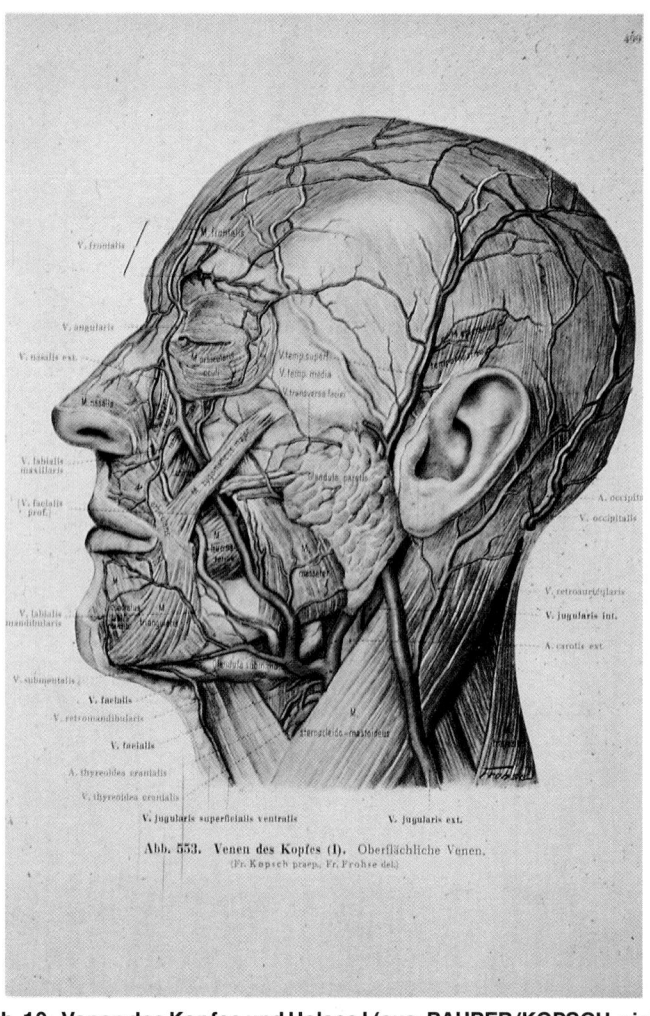

Abb. 10: Venen des Kopfes und Halses I (aus: RAUBER/KOPSCH, siehe Abb. 2)

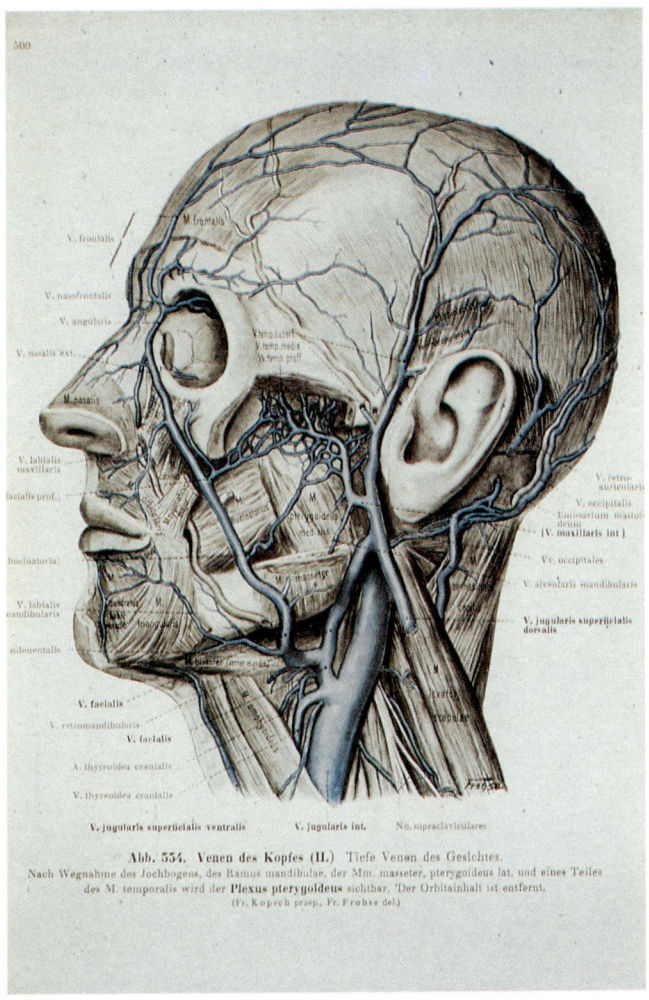

Abb. 11: Venen des Kopfes und Halses II (aus: RAUBER/KOPSCH, siehe Abb. 2)

Untere Extremität

Von einer Punktion der Venen der unteren Extremität sollte, abgesehen von Notfällen und bei schlechten Venenverhältnissen, zum Beispiel bei Kindern, wegen der hohen möglichen Komplikationsrate, abgesehen werden.

Fuß und Sprunggelenkbereich

Auf dem Fußrücken befindet sich ein dichtes Venennetz (Abb. 12), Rete venosum dorsale pedis, welches im Bereich der Mittelfußknochen den Arcus venosus dorsalis pedis bildet. Der Abfluß des Blutes erfolgt von hier zum Teil zu den tiefen Beinvenen, zum Teil zur Vena saphena magna und saphena parva. Die Vena saphena magna verläuft vom Innenknöchel über die Innenseite des Unter- und Oberschenkels zum Hiatus saphenus, wo sie in die Vena femoralis einmündet. Die Vena saphena parva zieht über den Außenknöchel und die Dorsalseite der Wade bis zur Kniekehle, wo sie ihr Blut in die Vena poplitea oder in andere tiefe Beinvenen abgibt. Eine Punktion der Venen gelingt meist nur im Bereich des Fußrückens. Die Knöchelvenen können im Rahmen einer Venae sectio freigelegt und katheterisiert werden.

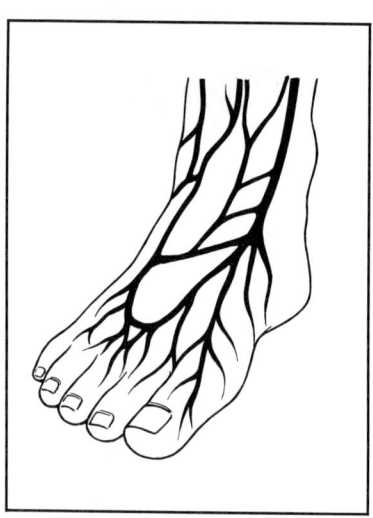

Abb. 12: Im Fußbereich für die Punktion geeignete Venen sind die fibularen und tibialen marginalen Venen, die Fußrückenvenen mit dem dorsalen Arcus venosus und die V. saphena magna.

Unterschenkel
Typische punktierbare Venen gibt es nicht.

Oberschenkel
Unter dem Leistenband kann die Vena femoralis punktiert werden. Sie verläuft hier zusammen mit der Arteria femoralis und dem Nervus femoralis in einer gemeinsamen Gefäßnervenloge unmittelbar medial der Arterie. Eine blinde Punktion unter gleichzeitiger Aspiration gelingt, wenn medial der pulsierenden Arteria femoralis eingegangen wird. Ein versehentliches Anstechen der Arteria femoralis kommt jedoch häufig vor.

Venen des Kopfes
Bei Säuglingen werden relativ häufig die Kopfschwartenvenen punktiert, da eine Punktion der Armvenen schwierig durchzuführen ist. Zur Punktion eignen sich besonders die Vena frontalis und die Vena temporalis superficialis. Letztere drainiert ihr Blut in die Vena retromandibularis, die von der Vena facialis aufgenommen wird. Die Vena facialis mündet schließlich in die Vena jugularis interna. Venenpunktionen in Fontanellennähe sind zu vermeiden.

Venenklappen
Venenklappen sind meist paarig in Form von halbmondförmigen Taschenklappen angelegt (Abb. 13). Sie verhindern den Rückstrom des venösen Blutes in die Körperperipherie und sind deshalb besonders zahlreich in den Gliedmaßenvenen angelegt. Sie haben einen bindegewebigen Aufbau aus kollagenen und elastischen Fasern und sind beidseitig mit Endothel beschichtet. Da sie sich nach zentral in Richtung des Blutstroms öffnen, kann ein vorgeschobener Venenkatheter ungehindert passieren. Gelegentlich verfängt sich jedoch die Katheterspitze in einer Ausbuchtung der Venenwand im Klappenbereich, weshalb sich Katheter in den klappenfreien Abschnitten der großen Venen, wie der Vena subclavia, meist leichter vorschieben lassen.

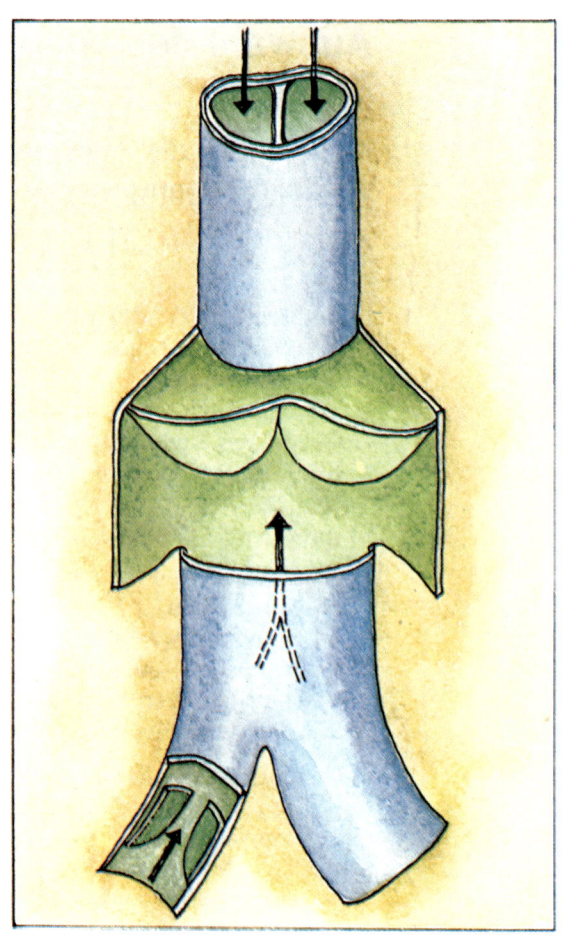

Abb. 13: Funktion der Venenklappen

Auswahl des venösen Zugangs

Kriterien für die Auswahl des venösen Zugangs

Die Wahl des venösen Zugangs richtet sich unter anderem nach der Venenverträglichkeit der verwendeten Medikamente und Infusionslösungen, die durch deren pH-Wert und Osmolarität bestimmt wird, der voraussichtlichen Zeitdauer der i. v.-Therapie, den jeweils vorhandenen Venenverhältnissen und der Zugänglichkeit des Punktionsortes, der Möglichkeit von Komplikationen und schließlich nach dem Komfort des Patienten.

Unter Zugrundelegung dieser Kriterien ist die periphervenöse Punktion indiziert bei
routinemäßigen Blutentnahmen bzw. Injektionen,
kurzdauernden Infusionen bzw. kurzdauernder Flüssigkeitstherapie,
rascher Infusion großer Flüssigkeitsmengen und
bei Verabreichung von Medikamenten bzw. Infusionen mit einer Osmolarität < 600 mOsmol/l (bei physiologischem pH-Wert < 1 000 mOsmol/l).

Für die Wahl eines zentralvenösen Zugangs sprechen
die Notwendigkeit einer langfristigen Infusionstherapie oder parenteralen Ernährung,
wiederholte oder kontinuierliche Applikationen venenreizender Medikamente und
die fehlende Möglichkeit der peripheren Venenpunktion, z. B. im Schock, bei Verbrennung und thrombosierten Venen infolge vorangegangener Punktionen, Injektionen oder Infusionen.

Darüber hinaus besteht die Möglichkeit der Hämodialyse (Shaldon-Katheter) bei akutem Nierenversagen, der schnellen passageren Schrittmacherelektrodeneinführung sowie der Messung des zentralvenösen Drucks, des Herzzeitvolumens und des pulmonalarteriellen Drucks (Pulmonaliskatheter).

Da der zentralvenöse Katheter im Vergleich zur peripheren Venenverweilkanüle mit einer wesentlich größeren Komplikationsrate behaftet ist, sollte die Indikation nach objektiven Kriterien so streng wie möglich gestellt werden.

Im Unterschied zur peripheren Injektion oder Infusion wird das Medikament bei der Einbringung in die Vena cava superior durch den dort herrschenden Blutstrom von mehr als 2 l/min stark verdünnt. Sogar in vollem Strahl mit einer Geschwindigkeit von 100 ml/min einlaufende Infusionslösungen werden dadurch auf mindestens 1/20 der Ausgangskonzentration reduziert. Da der Verdünnungsfaktor bei normaler Infusionsgeschwindigkeit von maximal 2 ml/min mehr als 1:1 000 beträgt, können auch erhebliche Abweichungen in der Osmolarität und im pH-Wert ausgeglichen werden.

Obwohl die Venenverträglichkeit der i.v. applizierbaren Medikamente überprüft und ausreichend gut ist, können sie bei Bolusinjektionen in kleine periphere Venen aufgrund eines unphysiologischen pH-Wertes und hoher Ausgangskonzentrationen lokal venenreizend wirken.

Der pH-Wert ist neben der Osmolarität der Infusionslösung von großer Bedeutung. Eine leichte Azidität, die die Mehrzahl der Infusionen aufweist, kann normalerweise durch die im Blut und Gewebe vorhandenen Pufferkapazitäten ausgeglichen werden. Lösungen mit hoher Osmolarität (Abb. 14) haben vielfach auch einen entsprechend hohen Anteil an sauren Valenzen. Hier stellt sich gelegentlich die Forderung nach einer Pufferung, da diese Lösungen nach Abpufferung auf physiologische pH-Werte besser tolerierbar sind als bei Belassen des unphysiologisch niedrigen Ausgangswertes. Die Pufferkapazität ist gelegentlich auf der Infusionsflasche oder im Beipackzettel vermerkt bzw. kann von der Herstellerfirma erfragt werden.

Eine periphere Venenverweilkanüle verlegt unter Umständen fast vollständig das Venenlumen, mit der Folge, daß darüber infundierte oder injizierte Medikamente bis zur nächsten Veneneinmündung, an der die Flußraten auch mit Sicherheit unter 100 ml/min betragen, nahezu unverdünnt bleiben. Je weniger venenverträglich eine Infusion oder Injektion ist, um so eher besteht daher die Indikation zur Applikation über einen zentralvenösen Zugang. Dies gilt insbesondere für Infusionen mit hoher Osmolarität und pH-Werten, die stark vom physiologischen Bereich abweichen. 4- bis 5prozentige Zuckerlösungen und Elektrolytlösungen mit insgesamt rund 150 mval Anionen und Kationen sind plasmaisoton, während eine 10-prozentige Glukoselösung bereits mehr als die doppelte Osmolarität des Serums aufweist. Bis zu dieser Grenze von etwa 600 mOsmol/l, evt. bis 1 000

Osmolaritäten häufig verwendeter Infusionslösungstypen		m Osmol/l
periphervenös	Glucose 5%, Laevulose 5%	278
	Vollelektrolytlösung	300 – 320
	Kochsalz 0,9%	310
	Fettemulsion 10%	320 – 340
	Glucose 10%, Laevulose 10%	555
	Vollelektrolytlösung mit 5% Glucose	570 – 590
	Aminosäuren-Lösung 3% mit 6% KH u. El.	790 – 850
	Vollelektrolytlösung mit 10% Glucose	850 – 880
	Aminosäuren-Lösung 10% El- und KH-frei	850 – 900
	Aminosäuren-Lösung 1,5% mit 10% KH u. El.	950 – 970
	Aminosäuren-Lösung 2% mit 12% KH u. El.	1 000 – 1 050
zentralvenös	Aminosäuren-Lösung 2,5% mit 12% KH u. El.	1 100 – 1 150
	Aminosäuren-Lösung mit 10% KH u. El.	1 100 – 1 250
	Aminosäuren-Lösung 3% mit 15% KH u. El.	1 250 – 1 300
	Aminosäuren-Lösung 5% mit 15% KH u. El.	1 400 – 1550
	KH-Kombinationslösung 2 : 1 : 1, 24%	ca. 1 400
	KH-Kombinationslösung 2 : 2 : 1, 25% mit El.	ca. 1 640
	Aminosäuren-Lösung 10% mit 10% KH u. El.	1 550 – 1 700
	KH-Kombinationslösung 2 : 2 : 1, 37,5%	ca. 2 160
	Glucose 50%	ca. 2 800

Abb. 14: Osmolaritätentabelle periphervenös – zentralvenös

m Osmol/l bei physiologischem pH-Wert, werden Infusionen in periphere Venen über längere Zeiträume toleriert. Liegt die Osmolarität der Infusionen durchweg höher, z. B. bei parenteraler Ernährung, haben diese Lösungen einen unphysiologischen pH-Wert oder müssen häufig schlecht venenverträgliche Medikamente gegeben werden, so ist die Anlage eines Kavakatheters indiziert.

Keine Indikation besteht dagegen hinsichtlich der Infusionsgeschwindigkeit. Im Notfall können über eine großlumige, kurze, periphere Verweilkanüle, die in einer größeren Unterarmvene plaziert ist, größere Infusionsvolumina pro Zeiteinheit infundiert werden, als bei Verwendung eines langen Venenkatheters, selbst bei richtiger Position in der oberen Hohlvene.

Die Venenverhältnisse und die Zugänglichkeit des Punktionsortes können ebenfalls eine wichtige Rolle spielen. So kann aufgrund einer Verödung peripherer Venen infolge vorangegangener Punktionen und Injektionen oder bei Unzugänglichkeit der Armvenen beim verschütteten oder eingeklemmten Patienten eine Indikation für einen zentralvenösen Katheter bestehen. Bei ausgedehnten Verletzungen im Thoraxbereich mit Vorliegen eines einseitigen Pneumo- oder Hämatothorax sollte zur Subklaviapunktion die verletze Seite bevorzugt werden, weil bei dieser Vorgehensweise eine zusätzliche Beeinträchtigung des respiratorischen Systems durch punktionsbedingte Komplikationen vermieden wird.

In jedem Fall muß vor der Anlage eines zentralen Venenzugangs entschieden werden, ob die damit verbundenen Gefahren durch den dadurch erzielbaren Nutzen für den Patienten gerechtfertigt sind.

Technik des venösen Zugangs

Die periphere Venenpunktion

Grundsätzlich gilt, daß Venenpunktionen nicht im Gelenkbereich durchgeführt werden sollen. Zur peripheren Venenpunktion eignen sich besonders die Venen im Bereich des Handrückens und des Unterarms, da die Punktionskanülen sehr gut fixiert werden können, Komplikationen frühzeitig zu erkennen sind und die Beweglichkeit der Gelenke erhalten bleibt.

Vor der Punktion ist zunächst eine sorgfältige Inspektion und Palpation der in Frage kommenden Venen durchzuführen. Sofern die Venenverhältnisse es erlauben, sollte bei rechtshändigen Patienten der periphere Zugang auf der linken Seite gelegt werden, um den Patienten in seiner Bewegungsfreiheit möglichst wenig einzuschränken.

Wir bevorzugen für die Anlage einer peripheren Venenverweilkanüle die Vena cephalica in ihrem distalen Abschnitt auf der radialen Seite des Unterarms, ca. 5 cm proximal des Handgelenks. Es handelt sich hierbei um ein Gefäß, das sich bei den meisten Patienten gut darstellen läßt, einen großlumigen Zugang erlaubt und nach erfolgter Fixierung der Punktionskanüle dem Patienten eine freie Handbeweglichkeit gestattet. Auf einen atypischen Verlauf der Arteria radialis muß in diesem Bereich allerdings geachtet werden.

Vor der Punktion wird die ausgewählte Vene durch Anlegen einer Staubinde, besser jedoch mit der Manschette des Blutdruckmeßgerätes, dargestellt, die bis zu einem wenige mmHg unterhalb des diastolischen Blutdruckes liegenden Wert aufgepumpt wird. Nach Anlegen des Staus soll die zu punktierende Vene gut sicht- oder tastbar sein. Eine bessere Venenfüllung kann man durch Herabhängenlassen des Armes, wiederholten Faustschluß, Beklopfen der Punktionsstelle oder durch lokale Wärmeanwendung erreichen. Nach Lagerung des Armes und sorgfältiger großflächiger Rasur und Desinfektion der Haut im Bereich der Punktionsstelle wird die Haut über der Vene in Verlaufsrichtung gespannt, um das Gefäß zu fixieren.

Bei Verwendung von Plastikkanülen mit metallener Innenkanüle, insbesondere bei dünnlumigen Exemplaren (z. B. 0,8/G 22) und derber Haut, empfiehlt es sich, eine kleine Stichinzision mit einer Nadel oder einem Lanzettchen vorzunehmen, um ein Aufsplittern der Plastikkanüle beim Durchstechen der Haut zu vermeiden.

Zwei Arten der Venenpunktion, die direkte und indirekte Punktion, sind möglich. Bei der *direkten* Venenpunktion erfolgt der Einstich unmittelbar über dem Gefäßverlauf, so daß die Kanülenspitze die Vene auf kürzestem Weg erreicht. Nachteilig wirken sich hierbei jedoch zwei Faktoren aus:

1. Das Venenlumen wird zwar erst erreicht, das Gefäß jedoch aufgrund der direkten Stichrichtung besonders bei Patienten mit derber Haut leicht durchstochen, woraus die Bildung eines Hämatoms und eine paravenöse Infusion resultieren können.
2. Der zwischen der Haut und der Venenwand gebildete subkutane Gewebetunnel ist zu kurz, um als Keimbarriere wirksam werden zu können.

Die direkte Venenpunktion ist deshalb nur dann zu empfehlen, wenn die Punktionskanüle sehr kurz ist oder es sich bei Frühgeborenen bzw. Säuglingen um sehr dünnlumige Venen handelt.

Die *indirekte* Venenpunktion hingegen wird in zwei Phasen durchgeführt (Abb. 15). Zunächst wird die Haut etwas seitlich der Vene, um ein versehentliches An- bzw. Durchstechen der Vene mit nachfolgender Hämatombildung zu vermeiden, und distal von dem vorgesehenen eigentlichen Punktionsort der Vene in einem Winkel von ca. 35 bis 45 Grad durchstochen. Anschließend wird die Kanüle so parallel wie möglich zur Hautoberfläche durch das subkutane Gewebe geführt und erst dann das Venenlumen nach 1 bis 2 cm aufgesucht. Nach erfolgter Punktion – die richtige Lage der Kanüle im Venenlumen wird durch das Erscheinen des ersten Bluttropfens am Kanülenkonus oder durch die mühelose Aspiration von Blut mit Hilfe einer Spritze angezeigt – wird der venöse Stau gelöst, die vorbereitete Infusion angeschlossen und die Kanüle vorgeschoben und fixiert.

Venenkatheterismus nach Venenpunktion

Die perkutane Einführung eines Venenverweilkatheters nach Venenpunktion ist ebenso wie die Venae sectio als aseptischer Eingriff zu betrachten und muß deshalb unter den üblichen sterilen Kautelen erfolgen, das heißt: Behaarte Körperpartien im Gebiet der geplanten

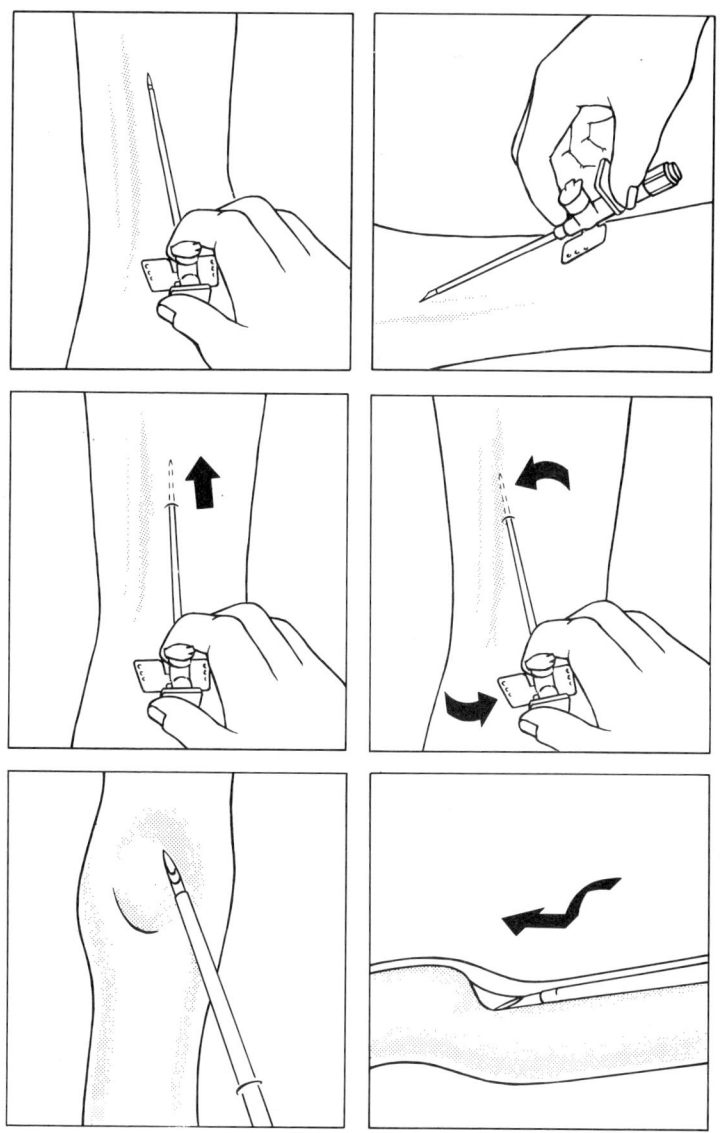

Abb. 15: Schrittweise Darstellung der indirekten Venenpunktion

Punktionsstelle (z. B. Arm, Schulter, Hals) sind großflächig möglichst ohne Hautverletzungen zu rasieren. Die Haut wird anschließend entfettet und desinfiziert, wobei darauf zu achten ist, daß eine ausreichende Einwirkungszeit des Desinfektionsmittels eingehalten wird. Im Anschluß daran erfolgt eine sterile Abdeckung, wobei derjenige, der abdeckt und punktiert, sterile Handschuhe trägt. Wenn diese Maßnahmen eingehalten werden, stellt der Venenkatheterismus nach Venenpunktion eine recht elegante, mit wenig Aufwand zu realisierende Methode dar, um einen, auch über längere Zeit benutzbaren venösen Zugang zu erhalten. Darüberhinaus sind die Komplikationsraten bei der perkutanen Kathetereinführung nach Venenpunktion insgesamt geringer als bei der Einführung eines Venenkatheters per Venae sectio.

Zugänge zur Vena cava

Theoretisch kann sowohl die Vena cava superior als auch die Vena cava inferior über perkutane Punktion katheterisiert werden. Das Legen eines Kavakatheters in die Vena cava inferior über die Vena femoralis sollte jedoch aufgrund der wesentlich höheren Komplikationsraten nur Ausnahmesituationen vorbehalten bleiben. Für die Katheterisierung der Vena cava superior stehen folgende Zugangswege zur Verfügung (Abb. 16):

Peripher durch Punktion einer Armvene:
Vena basilica,
Vena cephalica

Zentral durch Punktion der
Vena jugularis interna,
Vena subclavia,
Vena anonyma,
Vena jugularis externa
(Vena jugularis superficialis dorsalis)

Venenkatheterismus nach peripherer Punktion einer Armvene

Die am einfachsten durchzuführende Methode, einen Kavakatheter zu legen, ist die Katheterisierung nach peripherer Punktion einer Armvene (Abb. 17 a-e). Die günstigsten Punktionsstellen sind die

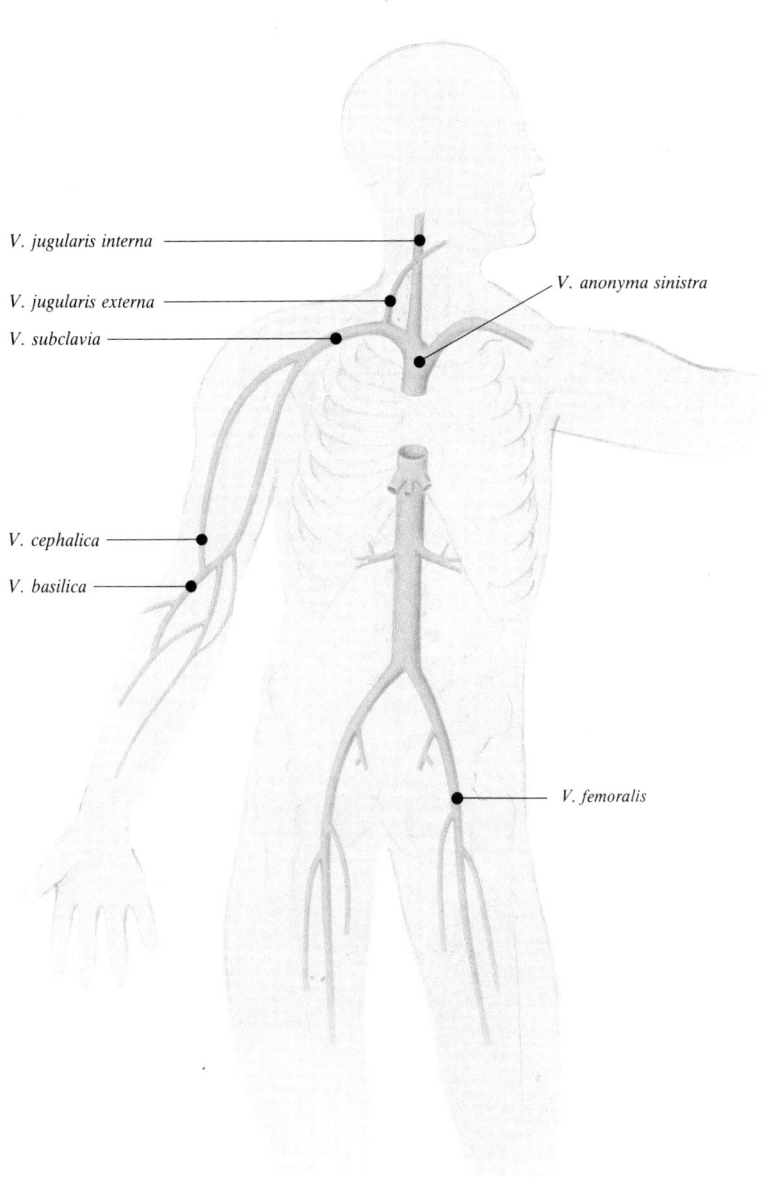

Abb. 16: Zugangswege für den Kavakatheter

Vena basilica dicht unterhalb oder oberhalb des Ellenbogengelenks oder die Vena mediana cubiti. Hier ist jedoch auf die in unmittelbarer Nachbarschaft verlaufende Arteria brachialis und auf den Nervus medianus zu achten. Die Vena cephalica ist wegen ihrer nahezu rechtwinkligen Einmündung in die Vena subclavia weniger geeignet, da diese Einmündungsstelle oft ein unpassierbares Hindernis beim Vorschieben des Katheters darstellt. Bei einigen Patienten, bei denen auf der Unterarmstreckseite und in der Ellenbeuge keine Venen sicht- oder tastbar sind oder sich infolge vorangegangener Blutentnahmen und Injektionen nicht mehr zur Punktion eignen, findet sich nach Beugung des Armes im Ellenbogengelenk auf der ulnaren Seite des Unterarms bisweilen eine größere Vene.

Zum Legen des Katheters befindet sich der Patient in Rückenlage, der Arm ist abduziert und leicht außenrotiert, wodurch die Venen gestreckt und in einer für die Punktion günstigen Stellung fixiert werden. Nach Stauung, Desinfektion, Abdeckung und Setzen der Lokalanästhesie erfolgt die Punktion. Die Einstichstelle der Kanüle sollte

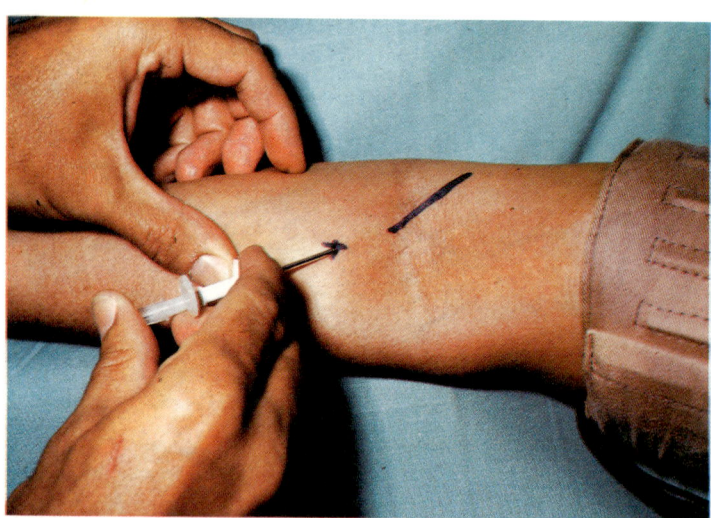

Abb. 17 a – e: Schrittweise Darstellung der Anlage eines peripheren Venenverweilkatheters über die V.basilica der linken oberen Extremität

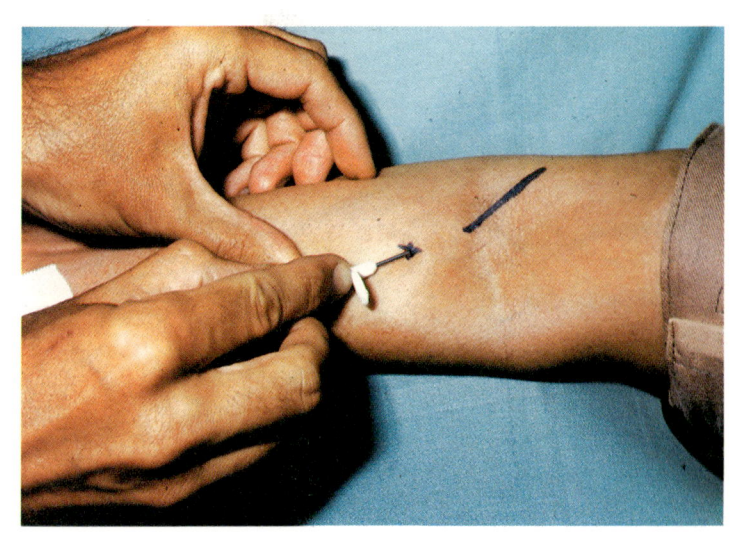

Abb. 17 b

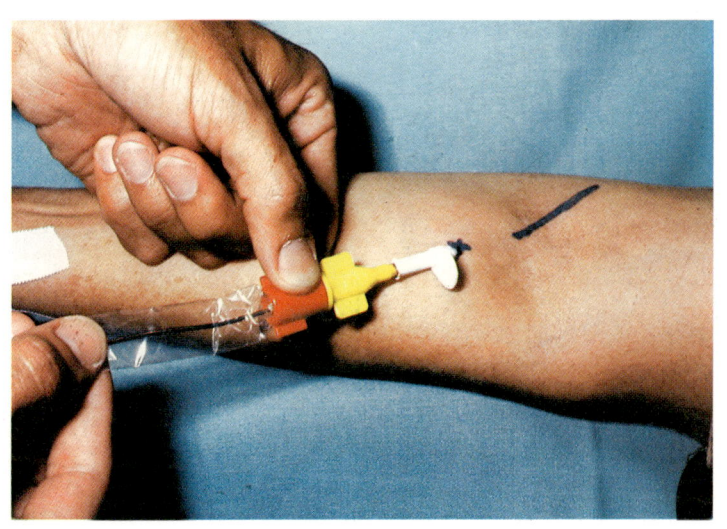

Abb. 17 c

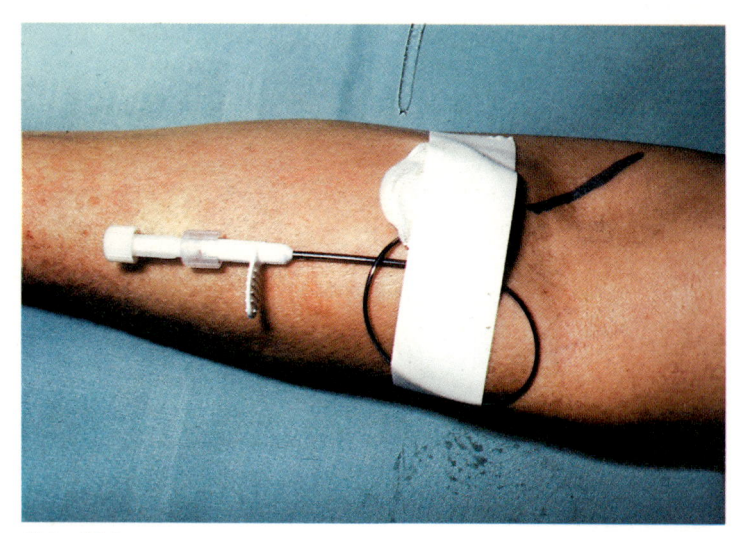

Abb. 17 d

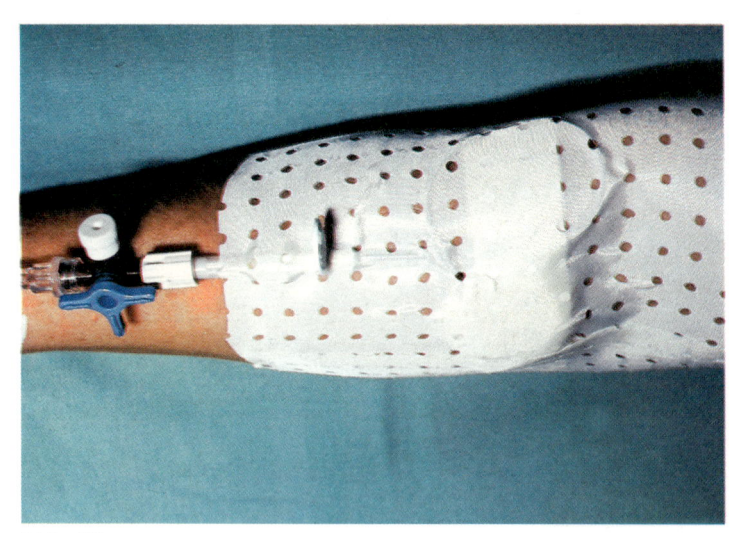

Abb. 17 e

einige Zentimeter von der zu punktierenden Vene entfernt liegen, damit der Katheter, ähnlich wie bei Venae sectio, einen kurzen subkutanen Verlauf bis zum Erreichen der Vene erhält, wodurch die Gefahr der Infektion und Kathetersepsis reduziert wird. Nach dem Einführen des Katheters in das Venenlumen wird die Stauung gelöst und der Katheter bis zur korrekten Lage ca. 50 cm weit vorgeschoben.

Schwierigkeiten beim Vorschieben des Katheters können durch Venenklappen, abgewinkelten Venenverlauf oder durch einen lokalen Venenspasmus verursacht sein. Durch Veränderung der Lagerung, wie maximale Abduktion und Außenrotation des Armes, Neigung des Kopfes zur punktierten Seite, Herunterdrücken der Schulter, Hin- und Herschieben sowie vorsichtiges Drehen des Katheters lassen sich diese Schwierigkeiten u. U. überwinden. Bei lokalem Venenspasmus kann das Vorschieben des Katheters unter laufender Infusion oder Injektion physiologischer Kochsalzlösung zum Erfolg führen. Nach korrekter Plazierung des Katheters (Lagekontrolle siehe unten) wird die Punktionskanüle über den Katheter zurückgezogen und der Katheter fixiert.

Venenkatheterismus nach zentraler Venenpunktion

Die bisher beschriebenen Wege, einen Venenkatheter in die Vena cava superior einzuführen, sind nicht immer gangbar. In vielen Fällen ergibt sich die Notwendigkeit, die obere Hohlvene über einen möglichst zentralen Zugang zu erreichen. In Frage kommen hierzu in erster Linie die Vena jugularis interna und die Vena subclavia, seltener die Vena anonyma und die Vena jugularis externa.

Die Punktion der Vena jugularis interna (Abb. 18 a-g)

Der Patient wird in Trendelenburg'sche Position gebracht (Tieflagern des Oberkörpers um 20 Grad durch Kippen des Bettes) und der Kopf leicht zur Gegenseite gewandt. Die durch diese Lagerung erreichte orthostatische Druckerhöhung wirkt nicht nur der Komplikation einer Luftembolie entgegen, sondern erleichtert auch aufgrund der besseren Venenfüllung die Punktion. Nach Möglichkeit sollte die rechte Vena jugularis interna punktiert werden, da sie ein größeres Kaliber als die linke aufweist, einen direkteren, gradlinigeren Verlauf nimmt und dadurch die größere direkte Verbindung zur Vena cava superior darstellt, während die linke Vena jugularis interna einen leicht S-förmigen Verlauf nimmt.

Viele verschiedene Techniken sind zur Punktion der Vena jugularis interna beschrieben worden. Wie Abbildung 19 zeigt, haben sie alle den Musculus sternocleidomastoideus als Lagebeziehung zur Grundlage. Wir bevorzugen die folgende Methode:

Die Einstichstelle befindet sich an der Kreuzung der Vena jugularis externa mit dem lateralen Außenrand des Musculus sternocleidomastoideus, somit pleura- und plexusfern. Nach Palpation der Arteria carotis communis wird an dieser Stelle die Haut anästhesiert und direkt anschließend mit der dazu verwendeten dünnen Nadel Nr. 12 die Vena jugularis interna orientierend aufgesucht, um möglichst wenig Gewebe zu traumatisieren. Ein leichtes aktives Anheben des Kopfes durch den Patienten erleichtert dabei das Vorgehen. Die Punktionsrichtung führt an der dorsalen Fläche des Musculus sternocleidomastoideus in einem Winkel von 30 bis 45 Grad zur Hautober-

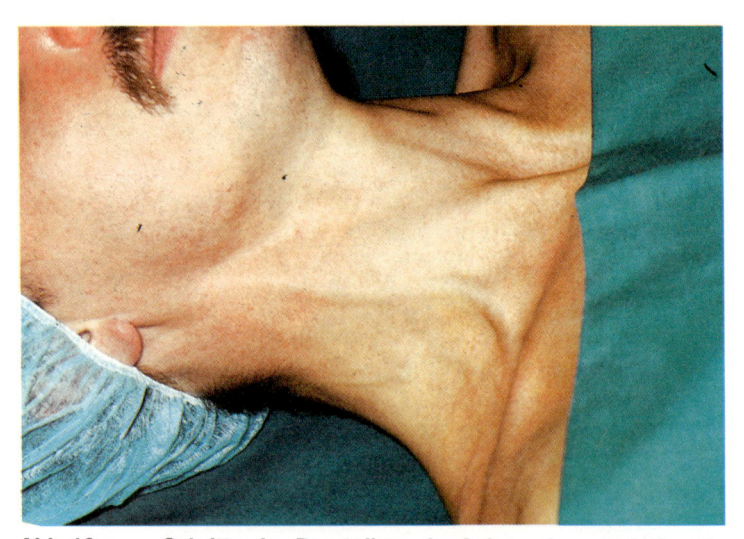

Abb. 18 a – g: Schrittweise Darstellung der Anlage eines zentralvenösen Verweilkatheters über die rechte V. jugularis interna (CERTOFIX®-Besteck zur Katheterisierung der Hohlvene nach der Seldinger-Methode)

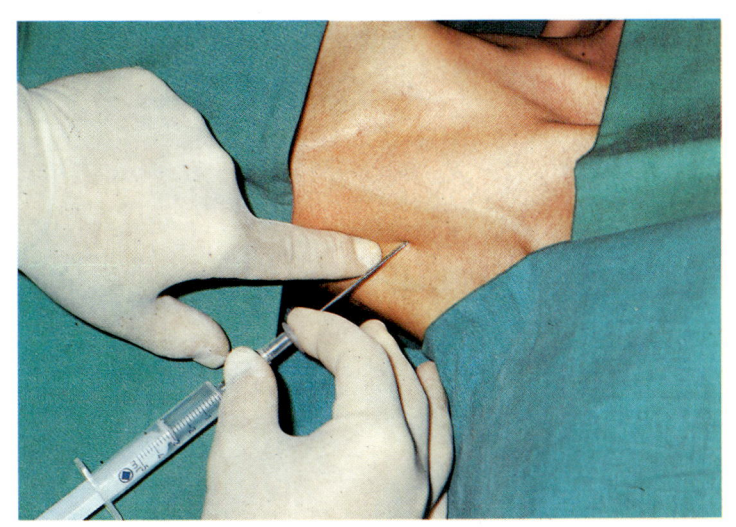

Abb. 18 b

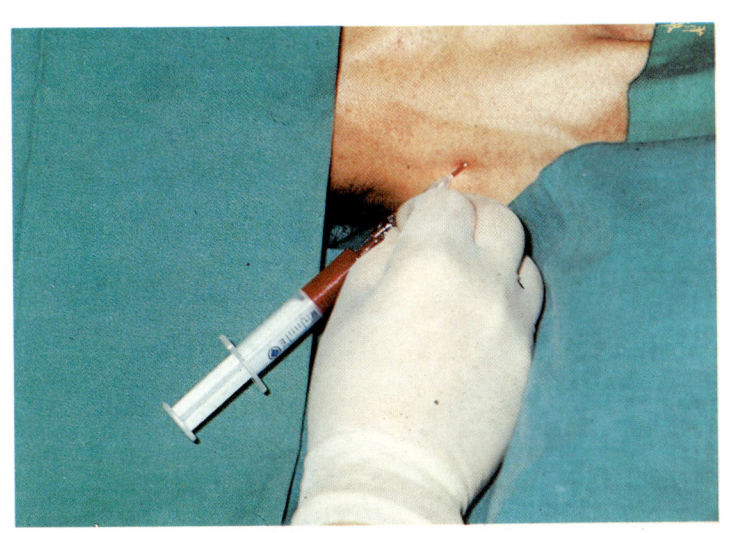

Abb. 18 c

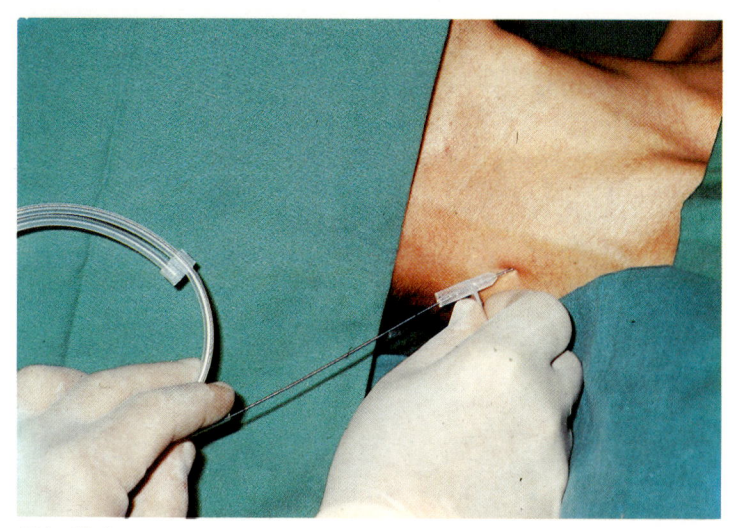

Abb. 18 d

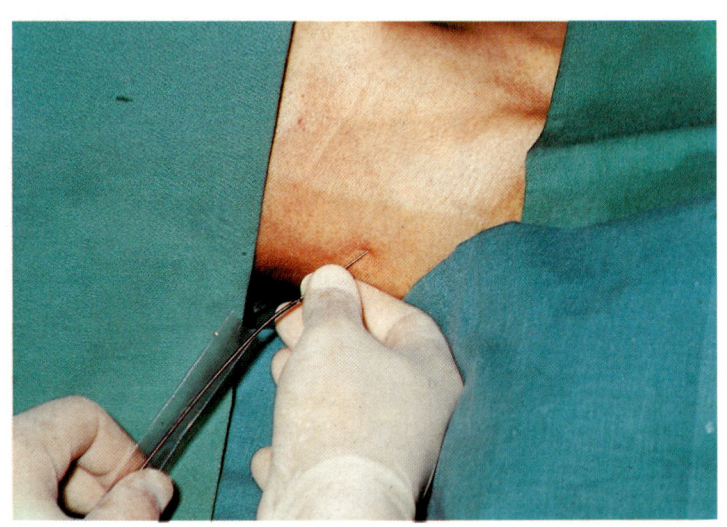

Abb. 18 e

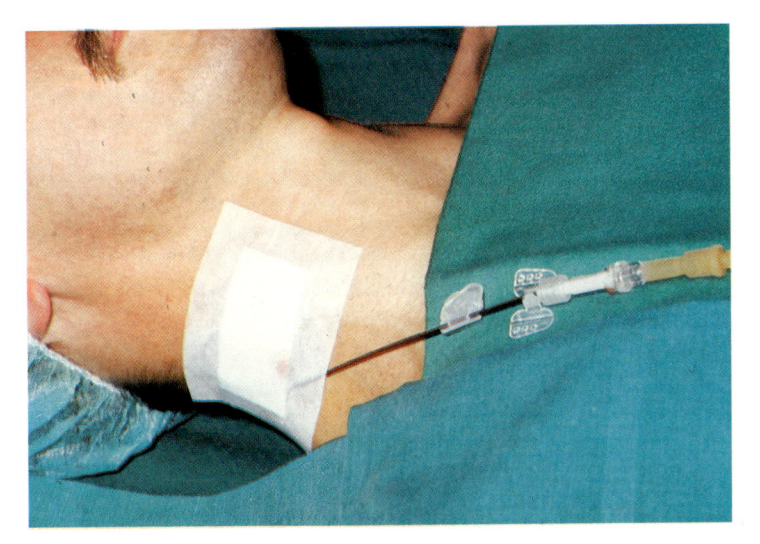

Abb. 18 f

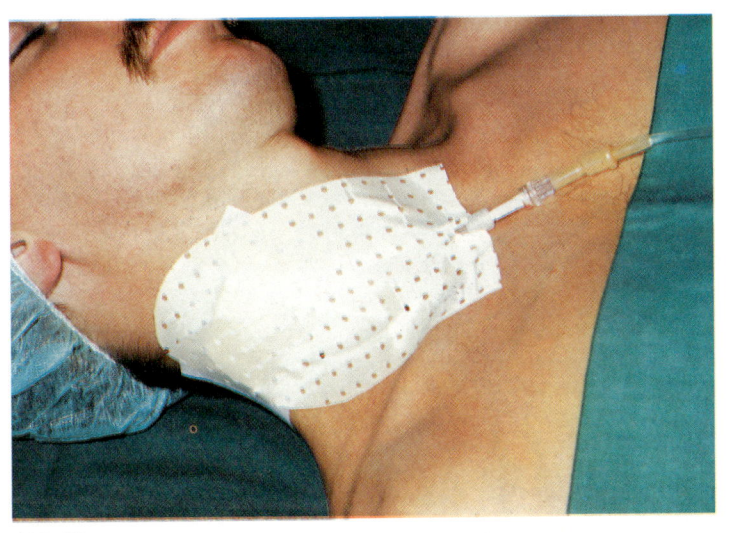

Abb 18 g

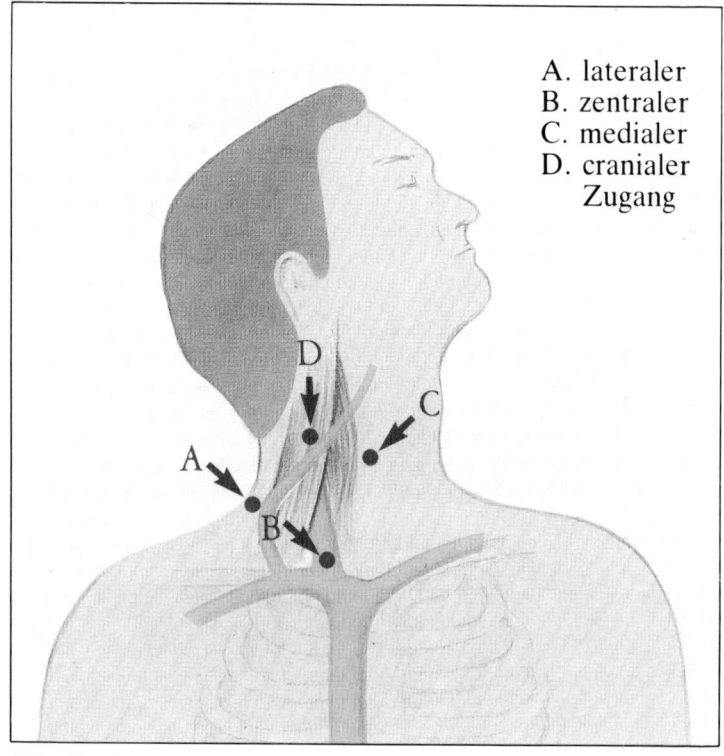

A. lateraler
B. zentraler
C. medialer
D. cranialer
   Zugang

Abb. 19: Punktionsmöglichkeiten der V. jugularis interna

fläche auf den medialen Rand des klavikulären Muskelansatzes. Die Vena jugularis interna wird in etwa 3 bis 5 cm Tiefe erreicht. Danach erfolgt in gleicher Richtung die Venenpunktion mit der Kanüle des Jugularis-Katheters. Eine auf die Punktionskanüle aufgesetzte und mit Kochsalzlösung gefüllte Spritze erleichtert dabei das Aufsuchen der Vene. Leichte Aspiration von Blut und Reinjektion ohne Widerstand zeigen die korrekte Lage der Kanüle im Venenlumen an. Nach Absetzen der Spritze und Entfernen der metallenen Innenkanüle wird der Katheter 15 – 20 cm weit bis kurz vor den rechten Vorhof vorgeschoben.

Zugang über die Vena subclavia

Die Punktion der Vena subclavia kann prinzipiell sowohl supraklavikulär als auch infraklavikulär durchgeführt werden.

Die supraklavikuläre Punktion nach YOFFA (Abb. 20 a)

Der auf dem Rücken liegende Patient wird in Trendelenburg'scher Position gelagert, um den Venendruck zu erhöhen, und der Kopf wird leicht zur entgegengesetzten Seite gedreht. Eine wesentliche Voraussetzung für das Gelingen der Punktion stellt die korrekte Identifikation des Sternokleidomastoideuswinkels dar. Dieser Winkel wird vom lateralen Rand des Musculus sternocleidomastoideus und dem oberen Klavikularand gebildet. Das Erkennen des Muskelrandes kann bei adipösen Patienten Schwierigkeiten bereiten, wird jedoch durch Anspannen des Muskels und Anheben des Kopfes erleichtert. Zusätzlich kann durch Palpation die richtige Punktionsstelle aufgefunden werden.

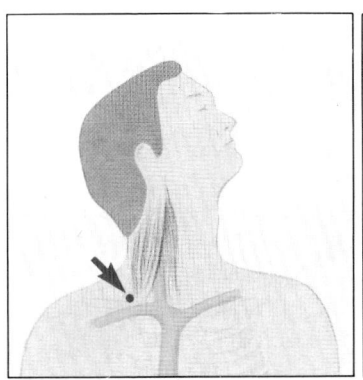

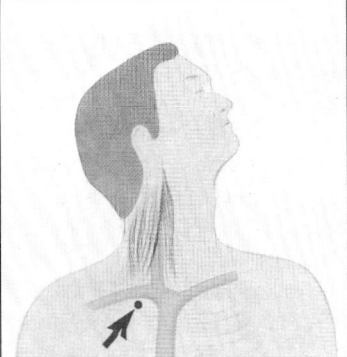

Abb. 20 a und b: Punktionsmöglichkeiten der V. subclavia
a) **Supraklavikulärer Zugang nach YOFFA**
b) **Infraklavikulärer Zugang nach AUBANIAC**

Nach Desinfektion und örtlicher Betäubung wird die mit einer halb gefüllten (0,9-prozentige Kochsalzlösung) 10 ml-Spritze armierte Punktionskanüle unter ständiger leichter Aspiration in einem Winkel von 45 Grad zur Sagittalebene und 15 Grad zur Horizontalebene vorgeschoben, wobei die Nadelspitze nach vorne ventral gerichtet ist.

Nach Durchbohrung der zervikalen Faszie wird die Vene durchschnittlich in einer Tiefe von 0,5 bis 1,5 cm erreicht, erkennbar an der Aspiration von venösem Blut. Nach Entfernung der Spritze wird der Katheter durch die Kanüle 15 bis 20 cm vorgeschoben, um der Katheterspitze eine zentrale Position im oberen Hohlvenengebiet zu sichern. Wegen der Gefahr der Pleuraverletzung hat sich diese Methode nicht durchsetzen können.

Die infraklavikuläre Punktion nach AUBANIAC (Abb. 20 b, 21 a-f)
Der Patient befindet sich in Trendelenburg'scher Position, um durch die Venendruckerhöhung die Gefahr der Luftembolie zu verringern. Der Kopf wird zur Gegenseite gedreht und das Schultergelenk der Punktionsseite steht möglichst tief. Durch seitliches Anlegen des Armes und leichten Zug („Habachtstellung") wird bei tiefstehender Schulter die Vena subclavia in ihrem Verlauf fixiert und nach ventral verlagert.

Die Einstichstelle der Punktionsnadel liegt 1 bis 2 Querfinger unterhalb der Klavikula medioklavikulär oder knapp medial davon. Nach Desinfektion erfolgt eine sorgfältige Anästhesie der Haut, des Subkutangewebes sowie des Periostes von Klavikula und erster Rippe.

Die mit einer halb gefüllten (0,9-prozentige Kochsalzlösung) 10 ml-Spritze armierte Punktionsnadel wird durch den Spalt zwischen der ersten Rippe und der Klavikula bei ständigem Periostkontakt von lateral kaudal nach medial kranial in Richtung auf das Sternoklavikulargelenk vorgeschoben. Diese flache Punktionstechnik verursacht kaum Pleuraverletzungen. Bei ständiger Aspiration wird die Vena subclavia in 4 bis 6 cm Tiefe nahe ihrem Übergang in die Vena anonyma erreicht, erkenntlich an der schwallartigen Aspiration von venösem Blut. Nach Entfernen der Spritze wird der Katheter 15 bis 20 cm weit eingeführt.

Zugang über die Vena anonyma (Vena brachiocephalica)

Der Patient befindet sich in Trendelenburg'scher Position, der Kopf ist leicht nach links gedreht. Die Punktionsstelle liegt zwischen der Klavikula und der ersten Rippe, 1 bis 1,5 cm lateral vom Manubrium sterni. Nach Desinfektion und Lokalanästhesie erfolgt die Punktion durch Vorschieben der mit einer Spritze armierten Punk-

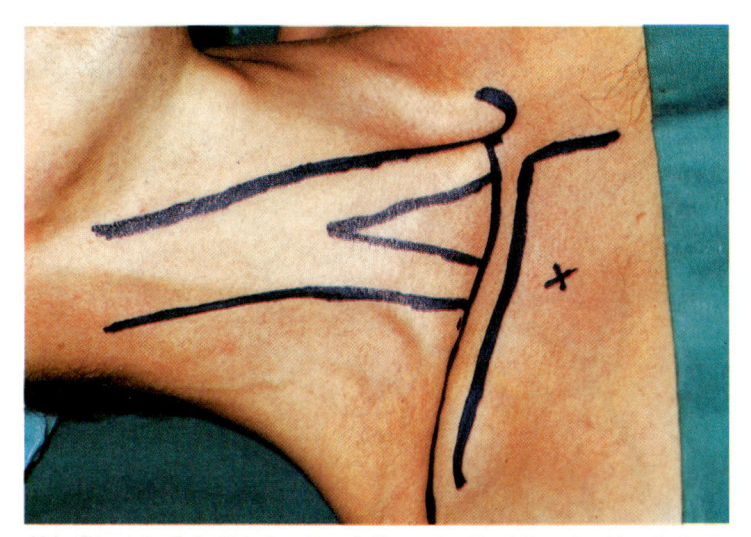

Abb. 21 a – f: Schrittweise Darstellung der Punktion der V. subclavia nach der Methode von AUBANIAC. CAVAFIX®CERTO-Besteck zur Katheterisierung der Hohlvene nach dem Braunülenprinzip

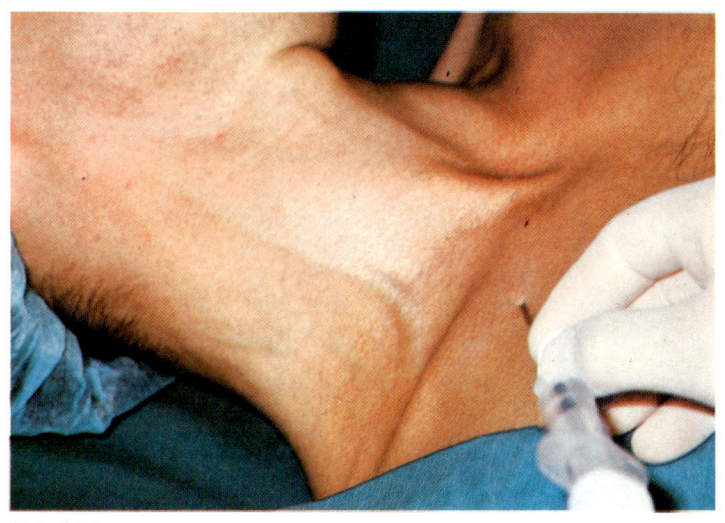

Abb. 21 b

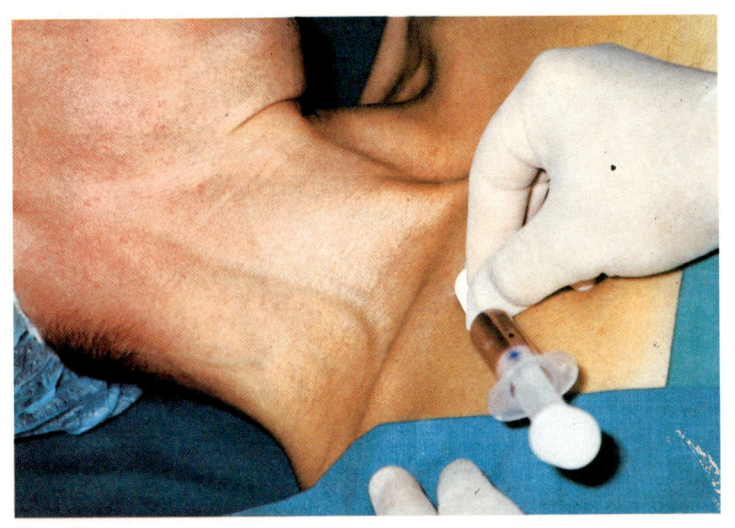

Abb. 21 c

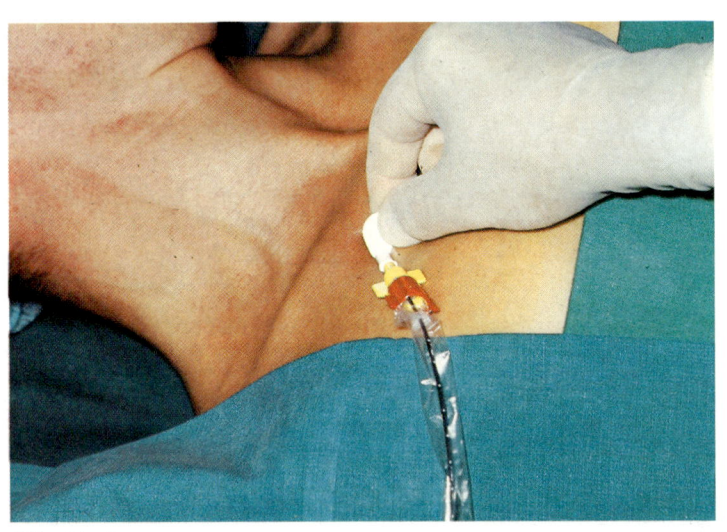

Abb. 21 d

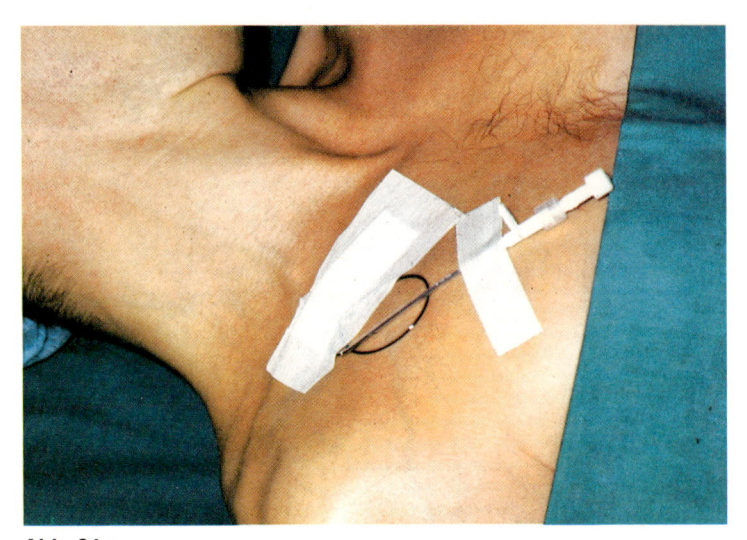

Abb. 21 e

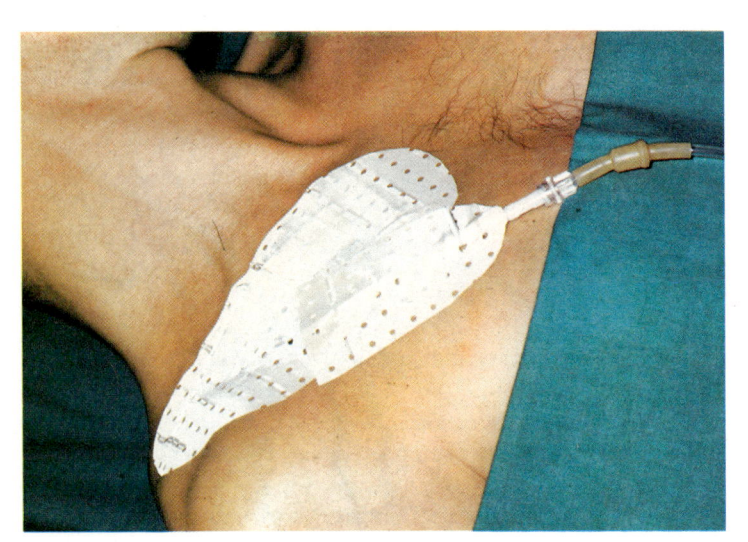

Abb. 21 f

tionsnadel in mediokaudaler Richtung. In 3 bis 4 cm Tiefe wird die Vena anonyma erreicht, erkennbar an der Aspiration venösen Blutes. Nach erfolgter Punktion wird der Katheter in die obere Hohlvene vorgeschoben.

Die Punktion der Vena anonyma wird aufgrund der höheren Komplikationsraten im Vergleich zur Punktion der Vena subclavia bzw. der Vena jugularis interna nur selten durchgeführt.

Die Punktion der Vena jugularis externa (Vena jugularis superficialis dorsalis)

Zur Punktion wird der Patient in Kopftieflage gebracht und der Kopf zur Gegenseite gedreht, wodurch sich der Musculus sternocleidomastoideus und die Vena jugularis externa anspannen. Die Punktion der Vene, die Schwiergkeiten bereiten kann, da die Vena jugularis externa nur im lockeren Bindegewebe liegt und deshalb dem Druck der Nadel oft ausweicht, erfolgt in der Mitte des Musculus sternocleidomastoideus oder knapp distal davon. Eine digitale Kompression des Gefäßes fingerbreit oberhalb der Klavikula im seitlichen Halsdreieck führt zu einer besseren Venenfüllung und erleichtert dadurch das Vorgehen. Nach erfolgter Punktion wird der Katheter auf der rechten Seite 15 bis 20 cm, auf der linken Seite 20 bis 25 cm weit eingeführt, um eine sichere zentrale Katheterlage zu erreichen.

Schwierigkeiten beim Vorschieben des Katheters können bedingt sein durch ein Anhaken des Katheters an Venenklappen oder Abweichen in andere oberflächliche Halsgefäße oder Armvenen. Sie können unter Umständen durch Injektion von physiologischer Kochsalzlösung, Vorschieben des Katheters unter laufender Infusion, Zug des Arms nach distal und Druck von außen auf die Katheterspitze überwunden werden.

Erfahrungen aus USA mit Seldinger-Systemen, die als Führungssonde eine Spirale mit flexibler J-Spitze aufweisen, bestätigen eine Verbesserung der Treffsicherheit und Verminderung der Vorschubprobleme beim Einführen des Katheters. Die in J-Form gebogene Spitze der Sonde folgt bei leichter Drehbewegung dem teilweise geschlängelten Verlauf der Vena jugularis externa, so daß sich darüber anschließend problemlos der Katheter vorschieben läßt (Abb. 22, 23).

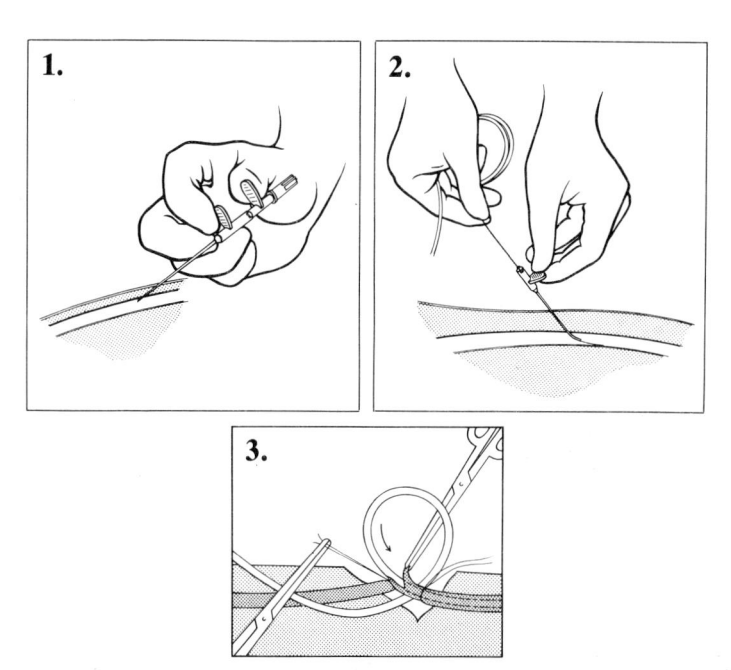

Abb. 22: Punktionstechniken des Kavakatheterismus: 1. Punktion nach dem Braunülenprinzip, 2. Seldingertechnik, 3. Venenfreilegung. Die Punktionstechnik, die sich eines nach dem Braunülenprinzip aufgebauten Hilfsmittels zur Einführung des Katheters bedient, steht heute eindeutig im Vordergrund.

1. Peinliche Asepsis
2. Punktion, nicht Venenfreilegung
3. Verwendung eines „geschlossenen Systems"
4. Punktionskanüle nach dem „Braunülenprinzip"
5. Mehrfachkontrolle der Katheterposition
6. Konsequente Pflege von Katheter- und Punktionsstelle

Abb. 23: Empfehlungen zur Technik des Kavakatheterismus

Venenkatheterismus nach Venae sectio

Die operative Freilegung einer Vene zum Legen eines Kavakatheters wird heute nur noch selten durchgeführt, da man in den meisten Fällen in der Lage ist, durch perkutane Venenpunktion (Vena basilica, Vena jugularis interna, Vena subclavia, Vena anonyma, Vena jugularis externa) den Katheter zu plazieren. Eine Indikation ergibt sich fast nur in den Fällen, in denen sich die perkutane Punktion nicht durchführen läßt, z. B. bei Verletzungen, Verbrennungen und entzündlichen Prozessen im Punktionsbereich, bei Antikoagulanzientherapie und bei Patienten mit extrem reduziertem Allgemeinzustand, bei denen die bei der perkutanen Punktion möglichen Komplikationen als zu risikoreich eingeschätzt werden.

Zur Venae sectio bieten sich an der oberen Extremität vor allem die Vena basilica und die Vena mediana cubiti an. Die Vena cephalica ist auch hierbei aufgrund ihrer nahezu rechtwinkligen Einmündung in die Vena subclavia und der dadurch beim Vorschieben des Katheters zu erwartenden Schwierigkeiten weniger geeignet. An der unteren Extremität kann die Vena saphena magna knapp über dem Malleolus medialis und im Halsbereich die Vena jugularis externa aufgesucht werden. Eine weitere Möglichkeit stellt die operative Freilegung der Vena subclavia in der Mohrenheim'schen Grube dar. Da der Zugang zur Vena cava von der unteren Extremität häufig mit schweren Komplikationen belastet ist, sollte er nur in den Fällen benutzt werden, in denen sämtliche anderen Zugangswege ausgeschlossen sind.

Die operative Freilegung einer Vene muß, wie jeder andere operative Eingriff unter aseptischen Bedingungen durchgeführt werden. Durch eine vorhergehende, genaue Inspektion der Venenverhältnisse, nach Möglichkeit unter Stauung, wird eine unnötige Präparation und damit eine Schädigung größerer Weichteilareale vermieden. Nach Entfettung, Desinfektion und steriler Abdeckung des Operationsgebietes wird eine Lokalanästhesie im Bereich der gewählten Eintrittsstelle gesetzt. Durch einen quer zum Venenverlauf gerichteten Schnitt von etwa 2 bis 3 cm Länge wird die Haut durchtrennt und danach die Vene vom umgebenden Fett und Bindegewebe stumpf freipräpariert. Anschließend wird das Gefäß mit zwei Fäden angeschlungen, die mit einer Klemme so fixiert werden, daß durch Zug der Blutstrom in der angeschlungenen Vene leicht unterbrochen werden kann (Abb. 24). Von einer einige Zentimeter distal der Venenfreilegung gelegenen Stelle wird nach örtlicher Betäubung des Gewebes eine dicke Kanüle oder eine Rillensonde subkutan zur freigelegten Vene durchgestochen, durch die ein mit röntgendichtem Mandrin versehener Katheter vorgeschoben wird. Nach Eröffnung der freigelegten Vene wird der Katheter vorsichtig in die entspannte Vene eingeführt. Schwierigkeiten beim Vorschieben des Katheters lassen sich meist durch eine Lageänderung der Extremität oder durch Vorschieben unter laufender Infusion oder Injektion physiologischer Kochsalzlösung überwinden.

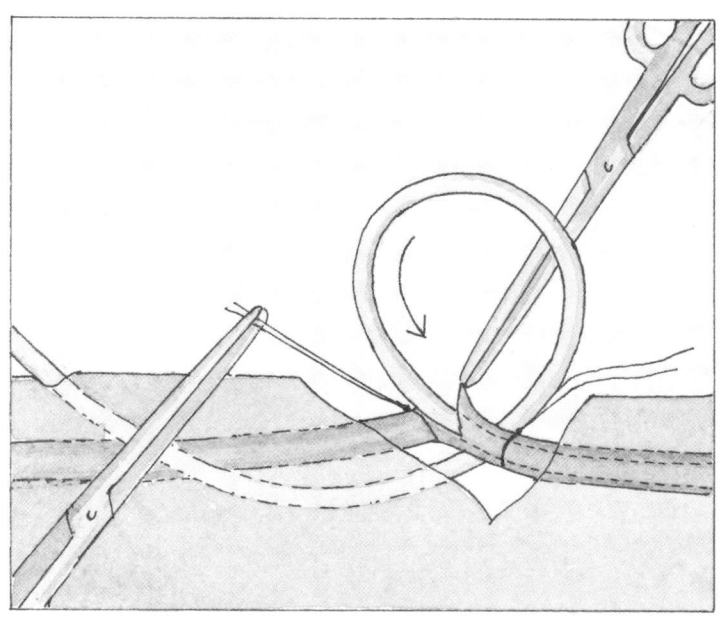

Abb. 24: Katheterapplikation nach Venae sectio

Nach korrekter Plazierung des Katheters in der Vena cava superior (Bildwandlerkontrolle) wird der proximale Faden geknüpft. Der distale Faden sollte nach Möglichkeit ungeknüpft bleiben, damit nach einer späteren Entfernung des Katheters eine Rekanalisation der Vene möglich ist. Nachdem die Wunde mit Einzelknopfnähten verschlossen und der Katheter durch eine Annaht an der Hauteintrittsstelle fixiert wurde, wird der Eingriff mit Anlegen eines sterilen Wundverbandes beendet. Durch die Untertunnelung und den langen subkutanen Verlauf des Katheters erreicht man eine natürliche Keimbarriere, durch die das Infektionsrisiko und damit die Rate der Thrombophlebitiden reduziert wird. Darüber hinaus ist zur weiteren Prophylaxe ein täglicher Verbandwechsel erforderlich.

Kathetersysteme

Katheter durch Stahlkanülen

Bei diesem Kathetermodell wird der Venenkatheter im geschlossenen System durch eine scharf geschliffene Stahlkanüle vorgeschoben. Der Vorteil des Systems besteht in der relativ einfachen Handhabung. Von Nachteil ist, daß der Katheter bei liegender Nadel zur Lagekorrektur oder zur Überwindung von Hindernissen unter keinen Umständen zurückgezogen werden darf, weil sonst die Gefahr besteht, daß der Katheter am scharfen Nadelende abgeschert wird und dadurch eine Katheterembolie entsteht. Ist die korrekte Katheterlage erreicht, wird die Nadel über den Katheter zurückgezogen, dabei dann entweder ganz entfernt oder geschützt durch eine Plastikhülse auf dem Katheter belassen.

Katheter durch Kunststoffkanülen

Bei dieser Modellvariante sind die Venenpunktionskanüle und das Kathetersystem voneinander getrennt. Die Punktion der Vene erfolgt mit einer Kunststoffkanüle mit innenliegender Metallkanüle. Nach gelungener Punktion wird die Stahlkanüle zurückgezogen und entfernt. Bei einer eventuell notwendigen Lagekorrektur darf die Stahlkanüle keinesfalls in die Kunststoffkanüle zurückgeschoben werden, da diese sonst beschädigt werden kann. Nach Entfernung der Stahlkanüle wird das geschlossene Kathetersystem auf die Kunststoffkanüle aufgesetzt und der Katheter vorgeschoben. Dabei ist die Gefahr der Katheterembolie bei einem versehentlichen oder beabsichtigten Zurückziehen des Katheters nicht mehr gegeben. Nach Erreichen der korrekten Katheterlage wird die Kunststoffkanüle über den Katheter zurückgezogen und mit ihrem Ansatz in die Luer-Lock-Überwurfmutter des Katheteransatzes eingedreht (CAVAFIX® CERTO®) oder nach dem Zurückziehen durch Aufreißen entlang einer Sollbruchlinie vollständig entfernt (SPLITTOCAN®).

Katheter mit Innenkanüle

Bei diesem System liegt die metallene Punktionskanüle im Lumen des Venenkatheters und kann über eine Klemmvorrichtung so fixiert werden, daß nur die Kanülenspitze das Katheterende überragt. Nach erfolgter Venenpunktion wird die Metallkanüle zusammen mit dem daran befestigten Mandrin vom Katheterende her durch den Katheter entfernt. Während der Punktion muß darauf geachtet werden, daß die Punktionskanüle nicht in das Katheterlumen zurückrutscht, da sonst bei einer Fortsetzung des Punktionsversuches Katheterschäden bis hin zur Katheterembolie möglich sind.

Katheter nach der Seldinger-Methode

Bei diesem Modell wird nach erfolgreicher Venenpunktion mit einer Kunststoffkanüle mit innenliegender Metallkanüle die Metallkanüle entfernt und die Seldinger-Führungssonde in das Venenlumen eingeführt. Anschließend wird unter Beibehaltung der Sondenlage die Kunststoffkanüle entfernt. Der Venenkatheter wird dann über den extrakorporalen Teil der Seldinger-Sonde bis zur Punktionsstelle vorgeschoben, wobei der aus dem Katheteransatz ragende Teil der Führungssonde zur Vermeidung einer Sondenembolie festgehalten werden muß. An der Punktionsstelle kann vor dem weiteren Einführen des Katheters eine kleine Stichinzision der Haut notwendig sein, insbesondere, wenn relativ großlumige Katheter, wie Pulmonaliskatheter oder Shaldon-Katheter eingeführt werden sollen. Nach Erreichen der korrekten Katheterlage wird die Führungssonde aus dem Katheteransatz entfernt.

Eine weitere Kathetervariante nach diesem Punktionsprinzip vereint die Handhabungsvorteile des CAVAFIX-Prinzips mit den Punktionsvorteilen der Seldinger-Technik (CAVAFIX® CERTO® SD). D. h., es kann ein normallumiger Katheter durch eine Punktionsöffnung appliziert werden, die einen kleineren Durchmesser hat als der durchzuschiebende Katheter. Dies wird erreicht durch eine im Spitzenbereich verjüngte Plastikkanüle mit Längsschlitz, der sich nach der Punktion beim Durchschieben des Katheters aufdehnt. Das Punktionstrauma ist gegenüber herkömmlichen Venenpunktionskanülen um 50 Prozent reduziert.

Langzeitkatheter mit subkutaner Untertunnelung

Diese Kathetermodelle werden bei der Venae sectio eingesetzt. Allerdings wird heute die Venae sectio aufgrund der im Vergleich zum Venenkatheterismus nach perkutaner Venenpunktion höheren Komplikationsrate nur noch in den Fällen durchgeführt, in denen die periphere oder zentrale perkutane Venenpunktion nicht möglich ist oder das damit verbundene Risiko für den Patienten zu hoch eingeschätzt wird.

Multi-Lumen-Katheter

In jüngster Zeit sind Venenkatheter mit zwei und drei getrennten Kanälen erhältlich (CAVAFIX®/CERTOFIX® DUO, CERTOFIX® TRIO). Der Einsatz eines 2-lumigen Katheters lohnt sich , wenn Inkompatibilitäten zwischen Infusionslösungen und Medikamenten oder nicht mischbaren Infusionslösungen untereinander vermieden werden sollen. Der 3-lumige Katheter gibt darüber hinaus die Möglichkeit, separat von der Infusionstherapie und Medikamentengabe kontinuierlich ZVD zu messen oder Blut abzunehmen ohne den Medikamenten- oder Infusionskanal zu verunreinigen.

Kathetermaterialien

Katheter werden in den Körper implantiert. Deshalb sind bezüglich des Anlegens, der Verweildauer und des Entfernens der Katheter besondere Anforderungen zu stellen. Komplikationen und Funktionsstörungen sollten dabei möglichst gering oder niedrig gehalten werden. Das Kathetermaterial sollte hinreichend gewebefreundlich (biologisch inert) sein, und die mechanische Belastbarkeit muß den entsprechenden Bedingungen (Schwerkraftinfusion, Druckinfusion, Infusionspumpe und Perfusor) in mehr als ausreichendem Maße genügen.

Schon beim Einbringen des Katheters in das Gefäß kann es, je nach Konsistenz, Steifheit oder Flexibilität handelsüblicher Venenkatheter, zu leichten bis schwerwiegenden Komplikationen kommen (Abb. 25). Wenig flexible Katheter erschweren das Vorschieben des Katheters zur richtigen Stelle. Abweichungen sind bei diesen Kathetermaterial-

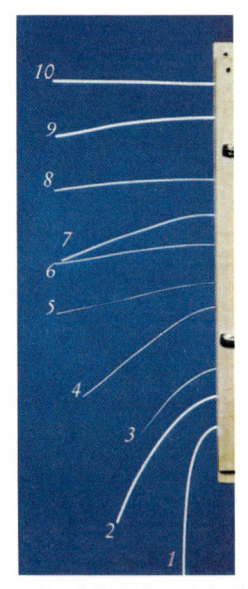

1. Silikon ohne Mandrin
2. Silikon mit Mandrin
3. PVC mit besserem Weichmacher ohne Mandrin
4. Polyäthylen ohne Mandrin
5. Polyäthylen mit Mandrin
6. PVC ohne Stahlmandrin nach 10 Tagen intravasaler Liegedauer (Weichmacherverlust!)
7. PVC ohne Stahlmandrin
8. PVC mit Stahlmandrin
9. Teflon FEP (sog. „Weichteflon")
10. Teflon PTFE

Abb. 25: Flexibilität handelsüblicher Venenkatheter

terialien nicht selten. Weiterhin muß beim Vorschieben wenig flexibler Katheter mit Intimaläsionen oder Gefäßperforationen gerechnet werden.

Allzu flexible Katheter lassen sich infolge ihrer geringen Stabilität und erhöhten Neigung zum Aufstauchen in axialer Richtung nur äußerst schwer in den Venen vorschieben und an die richtige Stelle plazieren. Blutentnahmen aus diesen Kathetern (obwohl heute aus zentralvenösen Kathetern verpönt) sind nur schwer durchzuführen. Auch bei versehentlichem Abstellen, kurzfristiger Unterbrechung der Infusion oder auch prophylaktischer Instillation von Heparin oder Citratlösung werden diese Katheter in kurzer Zeit thrombosieren.

Infolge der im Körper herrschenden Druckschwankungen pulsiert der Katheter und ein Teil der Flüssigkeitssäule, die bei einseitigem Verschluß des Katheters das Eindringen von Blut in die gegenüberliegende Seite verhindern soll, wird herausgedrückt. Stattdessen wird nun Blut in den Katheter hineingesaugt und gerinnt.

Während der gesamten Liegedauer des Katheters dürfen die physikalischen Eigenschaften des Kathetermaterials sich nicht wesentlich verändern. Das Hartwerden des Katheters im Verlauf der Liegedauer kann zu schwerwiegenden Komplikationen Anlaß geben. Überall dort, wo der Katheter der Venenwand anliegt, kommt es durch Bewegungen des Katheters gegen die Venenwand zu Druckläsionen, wodurch die Thrombenentstehung erleichtert wird. An der Katheterspitze oder auch im Verlaufe des Katheters sind Gefäßläsionen nicht mehr auszuschließen. Verschlechtern sich die Eigenschaften des Kathetermaterials weiter (Versprödung), so kann dies zum Katheterbruch und zu einer möglichen embolischen Verschleppung des Katheterfragmentes führen. Wird andererseits der Katheter zu weich, so kommt es schon bei geringfügiger Unterbrechung des Durchflusses zu der oben beschriebenen Katheterthrombose.

Die wichtigsten Prüfkriterien für Katheter sind:
die mechanischen Eigenschaften,
die Oberflächenstruktur,
die Biokompatibilität der Kunststoffe,
die Röntgenkontrastfähigkeit,
die Art der Verpackung und
die Handhabung.

Die Oberflächenstruktur des Katheters kann in einem hohen Maße die Anlagerung von Thromben begünstigen und ihre Ausbreitung fördern. Je nach Herstellungsprinzip des einzelnen Katheters gibt es, was seine Oberflächenstruktur, die Form und das Aussehen der Katheterspitze angeht, noch vieles zu verbessern. Zur Katheterherstellung werden verschiedene Kunststoffe benutzt. Als erstes wurde das PVC als Kathetermaterial verwendet. Es folgten Polyäthylen, Silikon, verschiedene Teflongenerationen und neuerdings Polyurethan.

In der ersten Infusionsphase wurde fast ausschließlich das PVC (Polyvinylchlorid) verarbeitet. In diesem Stoff waren bis zu 37 Prozent eines Weichmachers (Di-2-äthylhexylphtalat), kurz DEHP genannt, zugesetzt. Der Weichmacher löst sich nach kurzer Zeit aus dem Kathetermaterial heraus und man hat dann, neben etlichen, durch diesen Weichmacher bedingten Nebenwirkungen (Leber- und Nierenschäden) auch mit einer Kumulationsgefahr zu rechnen. Das restliche Kathetermaterial wird danach rigide, und nicht selten sind daraufhin in der Literatur schwerwiegende Komplikationen berichtet worden (Herzbeuteltamponade und ähnliches mehr).

Auf das PVC folgte das Polyäthylen. Dieser Stoff ist ein chemisch inertes, ohne Weichmacherzusatz flexibles Kathetermaterial. Einige Autoren berichten jedoch über das relativ häufige Vorkommen von Venenwandreaktionen durch Polyäthylen. Der Kunststoff Polyäthylen in Verbindung mit einer silikonisierten Oberfläche besitzt hervorragende Eigenschaften und ist zudem besonders gewebefreundlich. Katheter dieser Fabrikationsart bleiben während der gesamten Liegedauer weich und elastisch, erlauben gute Fließeigenschaften und vermögen dadurch Thrombose, Embolie und Infekthäufigkeit signifikant zu reduzieren. Katheter aus Silikonkautschuk haben zwar eine ausgezeichnete Gewebeverträglichkeit und Flexibilität, lassen sich jedoch infolge ihrer geringen Stabilität nur schwer einführen und richtig plazieren und können andererseits bei ungenügendem Flow oder Infusionsdruck leicht thrombosieren.

Teflon, das dem Polyäthylen verwandt ist und eine deutlich geringere Venenkomplikationszahl aufweist als Polyäthylen und PVC, jedoch meist von festerer Konsistenz ist, wird auch heute noch vorwiegend zu peripheren Venenverweilkanülen verarbeitet. Das fluorierte Äthylenpropylen-Teflon soll weniger thrombogen wirken als Teflon und Polyäthylen. Eine zusätzliche Variante des Teflons ist das PTFE

(Polytetrafluoroäthylen). Diese Substanz eignet sich einerseits sehr gut für Venenkatheter wegen der glatten, hydrophoben und antiadhäsiven Oberfläche. Außerdem zeichnet sich PTFE-Teflon durch eine besonders geringe Thrombogenität aus. Andererseits ist dieser Kunststoff wegen seiner Steifheit und Knickanfälligkeit und der damit schon beschriebenen Gefahren bei der Kathetereinführung und beim Katheterverweilen für lange Implantationszeiten weniger gut geeignet.

Erst in letzter Zeit stehen Polyurethankatheter zur Verfügung. Katheter aus diesem Material erfüllen sehr gut die physikalischen Bedingungen, die allgemein an intravasale Katheter gestellt werden. Sie zeichnen sich außerdem durch eine besonders geringe Thrombogenität aus.

Der vielen Kavakathetern beigefügte röntgendichte Mandrin erlaubt nicht nur eine exakte röntgenologische Lagekontrolle, sondern gibt den flexiblen Kathetern auch die notwendige Führungsstabilität beim Vorschieben in die obere Hohlvene. Zusätzlich wird durch den Mandrin sicher eine Luftembolie und eine Thrombenbildung im Katheter vermieden.

Lagekontrolle des Venenkatheters

In dringlichen Notfallsituationen, in denen der zentrale Venenkatheter die einzig mögliche Form des venösen Zugangs darstellt, kann vorübergehend die Feststellung der intravasalen Katheterlage durch zügiges, der Schwerkraft folgendes Einlaufen der Infusion und leichte Aspiration von Blut bzw. zügiges Zurückfließen von Blut in die Infusionsleitung bei Absinken der Infusion unter Herzniveau ausreichen. Durch äußeres Anlegen des röntgenkontrastgebenden Kathetermandrins kann dabei die Länge des intravasalen Katheteranteils abgeschätzt und dadurch eine intrakardiale Katheterlage ausgeschlossen werden. Nach Überwindung der Notfallsituation ist jedoch ebenso wie im täglichen klinischen Routinebetrieb die Lagekontrolle des Kavakatheters zur Vermeidung von Komplikationen zwingend erforderlich. Die Lagekontrolle kann dabei mit Hilfe von zwei Methoden – der Röntgendarstellung oder der EKG-Ableitung – erfolgen.

Röntgendarstellung

Sofern der Katheter nicht unter Bildwandlerkontrolle in die richtige Position gebracht wurde – 1 bis 3 cm oberhalb der Vorhofgrenze in der Vena cava superior – muß unmittelbar nach dem Legen des Katheters eine Thoraxübersichtsaufnahme angefertigt werden. Ist der Katheter nicht kontrastgebend oder wurde bereits eine Infusion angeschlossen, wird er dazu mit einigen Millilitern eines wasserlöslichen Kontrastmittels angefüllt. Wurde der Katheter zu weit vorgeschoben, so kann er in die richtige Position zurückgezogen werden, während ein erneutes Vorschieben aus Gründen der Asepsis zu vermeiden ist. Wenn es zu Schlingenbildungen oder Abweichungen des Katheters in andere Venenabschnitte gekommen ist, muß der Katheter zur Vermeidung von Komplikationen entfernt werden. Wurde ein geschlossenes Kathetereinführungsset mit kontrastgebendem Mandrin verwendet, so kann bei einer Fehllage der Katheter zurückgezogen und anschließend in die korrekte Position vorgeschoben werden. Schwierigkeiten bei der röntgenologischen Darstellung von Kavakathetern bestehen, neben einer ungenügenden Röntgenkontrastfähigkeit, die

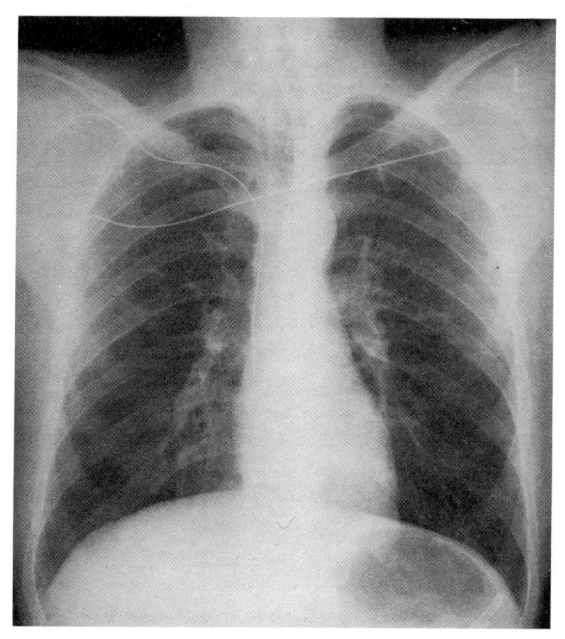

Abb. 26: Lagekontrolle des Kavakatheters mittels Röntgendarstellung

durch Kontrastmittel verbessert werden kann, hauptsächlich in einer inadäquaten Technik. Die Darstellung des röntgenkontrastgebenden Venenverweilkatheters erfolgt am besten in Beziehung zum Skelettsystem (Hartstrahltechnik) und nicht zu den Weichteilmassen. Thoraxübersichtsaufnahmen zur Beurteilung der Lungenfelder sind oft im Bereich des Zentralschattens nicht genügend durchstrahlt, so daß der schmale Streifen des Katheters, der oft noch bewegungsunscharf ist, nicht deutlich dargestellt wird. Auf einer zur Beurteilung des knöchernen Thorax angefertigten Übersichtsaufnahme ist der Katheter hingegen meist gut zu erkennen (Abb. 26).

EKG-Ableitung

Bei dieser indirekten Methode wird der Katheter zunächst bewußt so weit vorgeschoben, daß er bei korrektem Verlauf eine intrakardiale Lage einnehmen müßte. Leichte Aspiration von Blut bestätigt dabei die intravasale Katheterlage. Im Anschluß daran wird der Katheter über einen Adapter blasenfrei mit einer leitenden Kochsalzlösung aufgefüllt und eine Brustwandelektrode angeschlossen. Unter Beobachtung des EKG-Monitors wird der Katheter dann zurückgezogen. Wenn er im rechten Vorhof liegt, sieht man ein stark überhöhtes kardiales P, das bei einem weiteren Zurückziehen des Katheters verschwindet, sobald der Katheter die korrekte Lage in der Vena cava superior eingenommen hat. Zur Sicherheit des Patienten darf diese Methode nur mit EKG-Geräten durchgeführt werden, die alle elektrotechnischen Sicherheitskriterien zur intrakardialen EKG-Ableitung erfüllen (Abb. 27).

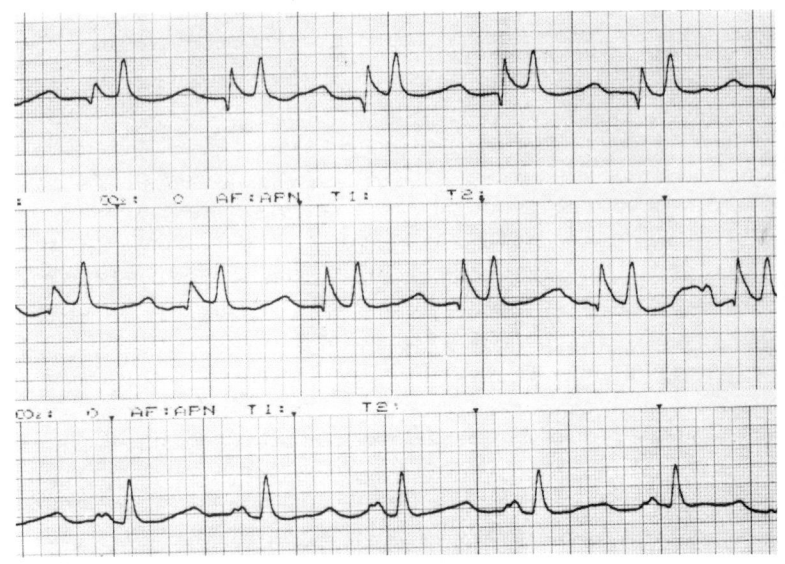

Abb. 27: Lagekontrolle des Kavakatheters mittels EKG-Ableitung:
obere Kurve: Katheterspitze im rechten Ventrikel
mittlere Kurve: Spitze des Katheters im rechten Vorhof
untere Kurve: korrekte Katheterlage in der Vena cava superior

Pflege des venösen Zugangs

Die beiden wichtigsten Prinzipien der Pflege des venösen Zugangs sind die Beachtung einer strengen Asepsis und die Ruhigstellung der eingelegten Venenverweilkanüle bzw. des Venenverweilkatheters.

Dem Prinzip der strengen Asepsis muß bereits beim Einlegen des venösen Zugangs Rechnung getragen werden. Behaarte Körperpartien im Gebiet der geplanten Punktionsstelle müssen sauber, großflächig und möglichst schonend ohne Hautverletzung rasiert werden. Bei der anschließenden Desinfektion ist eine ausreichende Einwirkungszeit des Desinfektionsmittels erforderlich. Das in der Praxis häufig übliche kurze Absprühen der Punktionsstelle oder Abwischen mit einem mit Desinfektionsmittel getränkten Tupfer führt zu keiner ausreichenden Desinfektion. Eine Einwirkungszeit von mindestens 30 Sekunden ist erforderlich. Da auch bei Einhaltung dieser Kriterien eine völlige Keimfreiheit nicht sicher zu erreichen ist, läßt sich ein gewisser Prozentsatz einer primären bakteriellen Kontamination bei der Implantation einer Venenverweilkanüle oder eines Venenkatheters nicht vermeiden. Im weiteren Verlauf kann eine unzureichende Fixation eine sekundäre bakterielle Kontamination begünstigen, indem durch Bewegungen (Längs- und Rotationsbewegungen) des Katheters bzw. der Kanüle an der Punktionsstelle Keime in den Stichkanal eingebracht werden. Zur Prophylaxe einer bakteriellen Infektion ist eine adäquate Verbandtechnik erforderlich. Drei wichtige Gesichtspunkte Sterilität, Luftdurchlässigkeit und Trockenheit müssen erfüllt sein. Bei länger liegenden Venenverweilkathetern sollte der Verband täglich unter sterilen Bedingungen gewechselt und dabei die Punktionsstelle auf etwaige Entzündungszeichen untersucht werden, bei deren erstem Auftreten der Katheter entfernt werden muß.

Neben der Einhaltung einer peinlichen Asepsis ist die Ruhigstellung der Kanüle bzw. des Katheters ein wichtiger Gesichtspunkt, dem insbesondere bei der Fixation von Venenverweilkanülen vielfach zu wenig Beachtung geschenkt wird. In den meisten Fällen gewährleistet der fixierende Verband zwar einen guten Schutz gegen ein Herausrutschen aus dem Venenlumen, sichert jedoch keine ausreichende Ruhigstellung gegenüber dem umgebenden Gewebe. Dies gilt auch für die Venenverweilkanüle VASOFIX® – BRAUNÜLE®, die durch ihre große Fixierungsplatte einen hervorragenden Schutz gegen ein versehentliches Herausrutschen bietet, so daß eine zusätzliche Fixierung der Infusionsleitung überflüssig erscheint. Durch jeden Zug an der Infusionsleitung und durch jede Manipulation beim Zuspritzen von Medikamenten kommt es bei ungenügender Fixation zu einer Longitudinalverschiebung der relativ starren Kanüle in ihrem Stichkanal um wenige Millimeter, wodurch sehr leicht eine Reizung und schließlich eine abakterielle Entzündung infolge Gewebeirritation entstehen kann.

Bei Venenverweilkathetern wird diese Komplikation seltener gesehen, weil der Katheter an der Hauteintrittsstelle meist durch eine Naht zusätzlich gesichert ist, der extrakorporale, flexible Katheterteil eine gute Fixierung erlaubt und die Infusionsanschlußstelle und damit der Ort möglicher Komplikationen weiter von der Punktionsstelle entfernt liegt.

Kontaminationsmöglichkeiten des Katheterinnenlumens ergeben sich bei An- und Abstöpselungen zum Zwecke von Injektionen, Blutentnahmen, Wechseln der Infusionsleitungen und ähnlichem mehr. Besondere Vorsicht gilt gegenüber offenen, nicht benutzten Ansätzen von Dreiwegehähnen, offenen ZVD-Bestecken und Zuspritzungen über Gummistöpsel der Infusionsleitung. Zur Prophylaxe wird deshalb auf Intensivstationen der tägliche Wechsel des gesamten Infusionsbestecks einschließlich Dreiwegehähnen, ZVD-Bestecken und Zuspritzleitungen empfohlen.

Die in das Katheterlumen eingebrachten Bakterien können sich dort, insbesondere im Spitzenbereich, wo Eiweißniederschläge unvermeidlich sind, ansiedeln. Durch klinische Untersuchungen konnte gezeigt werden, daß ein gewisser Prozentsatz der Katheterspitzen nach einigen Tagen eine bakterielle Kontamination aufweist. Bei jeder unklaren Temperaturerhöhung bei Patienten mit zentralvenösen Kathetern muß auch die Möglichkeit einer katheterbedingten Infektion in Betracht gezogen, der Katheter gegebenfalls entfernt und die Spitze zur bakteriologischen Untersuchung eingesandt werden.

Von vielen Autoren wird zur Vermeidung der durch die bakterielle Kontamination bedingten Komplikationen ein routinemäßiger Wechsel des zentralvenösen Katheters diskutiert. In den meisten Fällen soll dabei auch die Punktionsstelle gewechselt werden. Seltener wird der Katheter nach der Seldinger-Technik durch denselben Punktionskanal ausgetauscht, d. h. nach Einführung der Seldinger-Führungssonde wird der alte Katheter entfernt und der neue Katheter über die belassene Führungssonde eingeführt. Naturgemäß bleibt hier ein Restinfektionsrisiko, nicht nur durch Kontamination der Führungssonde beim Herausziehen des alten Katheters, sondern auch durch den ständigen Hautkontakt an der Punktionsstelle beim Einführen des frischen Katheters.

Komplikationen

Bei der Durchführung einer Venenpunktion, Infusion und Transfusion kann eine Reihe von Komplikationen auftreten. Das Wissen um diese Komplikationen und die größtmögliche Sorgfalt in der Ausführung der Punktion, Infusion oder Transfusion schützen den Patienten. In der Literatur ist bis heute eine Vielzahl von Komplikationen im Rahmen der Punktions- und Infusionstechnik beschrieben worden, wobei man nach dem Zeitpunkt des Auftretens zwischen Früh- und Spätkomplikationen und unter Zugrundelegung des gewählten Zugangsortes zwischen Komplikationen bei peripherer und bei zentraler Venenpunktion unterscheiden kann.

Komplikationen bei der perkutanen peripheren Venenpunktion

Frühkomplikationen

Eine relativ harmlose Komplikation bei der peripheren Venenpunktion ist das Durchstechen der Vene mit nachfolgendem Hämatom. Sofern die Perforation sofort bemerkt und nach Lösen der Staubinde die Nadel entfernt wird, kann durch manuelle Kompression das sich ausbildende Hämatom in Grenzen gehalten werden. Auch die Perforation der Vena jugularis externa stellt in der Regel keine größere Komplikation dar. Jedoch kann das sich hier ausbildende Hämatom weitere gleichseitige Punktionsversuche unmöglich machen.

Eine paravenöse Infusion, verursacht entweder durch das Nichterkennen der Kanülenfehllage oder durch eine spätere Perforation bzw. Herausrutschen der Kanüle aus dem Venenlumen bei unruhigen Patienten, zeigt sich durch ein paravenöses Infiltrat und Schmerzen am Injektionsort an, außerdem ist eine Blutaspiration meist nicht mehr möglich. Die Injektion bzw. Infusion muß sofort unterbrochen werden. Bei stark reizenden Medikamenten, z. B. Chemotherapeutika und Zytostatika, besteht die Gefahr, daß eine ausgedehnte Gewebsnekrose entsteht. In solchen Fällen sollte die entsprechende Stelle mit physiologischer Kochsalzlösung, eventuell kombiniert mit Lokalanästhetika zur Schmerzausschaltung und Verhütung von Gefäßspasmen, infiltriert werden.

Bei Venenpunktionen im Ellenbogenbereich muß auf die enge topographische Beziehung zum Nervus medianus und der Arteria cubitalis geachtet werden. Ebenso ist vor Punktionen und Injektionen in die Vena cephalica auf der radialen Seite des Unterarms kurz oberhalb des Handgelenks auf einen atypischen Verlauf der Arteria radialis in diesem Bereich zu achten. Das klinische Bild der versehentlichen intraarteriellen Injektion besteht in intensiv brennenden Schmerzen und einer ausgeprägten Blässe der peripher der Injektionsstelle gelegenen Extremitätenabschnitte. Bei geringstem Verdacht auf eine intraarterielle Injektion ist diese sofort zu unterbrechen, die Kanüle muß jedoch unbedingt in der Arterie belassen werden. Durch sie werden nacheinander 10 bis 20 ml physiologische Kochsalzlösung, 10 ml 0,25-prozentige Xylocainlösung und 100 mg eines wasserlöslichen Glukokortikoids injiziert, daran anschließend erfolgt eine langsame Infusion von 50 ml physiologischer Kochsalzlösung mit 200 mg eines wasserlöslichen Glukokortikoids und 1 Ampulle Panthesin-Hydergin. Zur weiteren Durchblutungsförderung und zur Vermeidung von Gefäßspasmen sollte eine Plexusblockade bzw. Stellatumblockade durchgeführt sowie eine Antikoagulation mit initial 7 500 bis 10 000 I. E. Heparin eingeleitet werden. Gegebenenfalls ist auch eine operative Therapie erforderlich.

Spätkomplikationen

Eine relativ häufig auftretende Komplikation bei länger liegenden peripheren Venenverweilkanülen ist eine innerhalb weniger Tage auftretende Thrombophlebitis im Bereich der punktierten Vene. Ursache ist in der Regel eine Intimareizung durch die liegende Kanüle oder durch Injektion venenreizender Medikamente. Die Entzündung klingt nach Entfernung der Kanüle unter Ruhigstellung der Extremität und Anlegen von Alkoholumschlägen meist rasch ab. Gelegentlich entsteht aber auch eine ausgeprägte Phlebothrombose mit der Folge einer kompletten Verödung des Gefäßlumens.

Komplikationen bei Venae sectio

Frühkomplikationen bei Durchführung der Venae sectio in Form von Nichtauffinden des Gefäßes, Verletzen, Durchschneiden oder Abreißen der Vene sowie die Verwechselung mit benachbarten Arterien beruhen meist auf einer inadäquaten Technik.

Spätkomplikationen, die zur Entfernung des eingelegten Venenverweilkatheters zwingen, wie Thrombophlebitis und bakterielle Entzündungen, werden durch das im Vergleich zur Punktion größere Wundgebiet begünstigt.

Komplikationen beim zentralvenösen Katheter

Frühkomplikationen
Fehlpunktion

Komplikationen beim Legen eines zentralvenösen Katheters über die Vena basilica sind selten und lassen deshalb diesen Zugang zur Vena cava superior als relativ risikoarm erscheinen. Aufgrund der topographischen Verhältnisse können bei Fehlpunktionen im Bereich der Ellenbeuge Schäden an der Arteria cubitalis und am Nervus medianus auftreten. Nach einer versehentlichen Perforation der Vena jugularis externa kommt es nach Entfernung der Punktionskanüle meist nur zu einer kleinen, lokal begrenzten Hämatombildung, die jedoch weitere gleichseitige Punktionsversuche unmöglich machen kann. Auch bei Fehlpunktionen der Vena jugularis interna können durch Verletzung der Arteria carotis communis Halshämatome entstehen, die im allgemeinen aber ebenfalls harmlos sind und sich normalerweise durch manuelle Kompression beherrschen lassen. In der Literatur ist allerdings auch ein Fall einer durch Fehlpunktion verursachten arteriovenösen Fistel zwischen der Arteria carotis communis und der Vena jugularis interna beschrieben. In äußerst seltenen Fällen kann auch eine Intubation eines Patienten erforderlich werden, wenn sich bei beidseits fehlgeschlagenen Punktionsversuchen der Vena jugularis interna mit beidseitiger Verletzung der Arteria carotis communis infolge der daraus resultierenden Hämatombildung eine Kompression der Trachea oder Druckschädigung der Nervi recurrentes entwickelt. Beim Versuch der tiefen Punktion der Vena jugularis interna können nach Verletzung der Arteria carotis communis bzw. Arteria subclavia epipleurale Hämatome und bei Perforation der Pleura Pneumo- bzw. Hämatothoraces entstehen. Pleuraverletzungen sind nach Literaturangaben nach der Arterienpunktion die zweithäufigste Komplikation bei Fehlpunktionen der Vena subclavia. Da bei der supraklavikulären Punktionstechnik nach YOFFA die Punktionskanüle relativ steil gegen die Pleurakuppel gerichtet ist, muß bei dieser Technik, verglichen zur infraklavikulären Punktion nach AUBANIAC, bei der die Punktion der Vena subclavia mehr tangential zur Pleurakuppel erfolgt, häufiger mit dem Entstehen eines Pneumothorax gerechnet werden. Sehr selten werden nach Fehlpunktionen der Vena subclavia Schädigungen des Plexus brachialis gesehen. Zu den selteneren Komplikationen der Subklaviapunktion zählen auch eine Verletzung des Ductus thoracicus, die bei linksseitiger Subklaviapunktion möglich ist, und Verletzungen der Trachea, insbesondere bei Säuglingen und Kleinkindern.

Fehllagen

Die Fehllage der Katheterspitze ist die häufigste Frühkomplikation beim Legen eines zentralvenösen Katheters, die durch eine unmittelbar daran anschließende Lagekontrolle mittels Röntgenaufnahme oder EKG-Ableitung ausgeschlossen bzw. korrigiert werden muß.

Intrakardiale Fehllagen, bedingt durch ein zu weites Vorschieben des Katheters, können zu einer Reihe gefährlicher Komplikationen Anlaß geben. Durch die mechanische Reizung des Myokards können bereits unmittelbar beim Legen des Katheters bedrohliche Extrasystolen bis hin zum Kammerflimmern auftreten. Bei Verwendung von härteren Kathetermaterialien ist die Gefahr der Myokardperforation im Bereich des rechten Vorhofs oder der rechten Herzkammer gegeben. Bleibt die intrakardiale Fehllage längere Zeit unkorrigiert, so drohen als Spätkomplikationen Endokarditiden, Thrombosen, Myokardperforationen und inkurable Rhythmusstörungen.

Intravenöse Fehllagen der Katheterspitze in der Vena axillaris oder der Vena subclavia sowie Abweichungen des Katheters in die kontralaterale Vena jugularis interna oder Vena subclavia sind beim Basilika-Katheter häufig vorzufinden, werden jedoch auch beim Zugang über die Vena jugularis interna oder Vena subclavia beobachtet. In selteneren Fällen werden, unabhängig vom Zugangsort intravasale Schlingen- oder Knotenbildungen gesehen. Wird eine derartige Katheterabweichung bzw. Fehllage nicht korrigiert, so ist bei Infusion von hyperosmolaren oder stark vom physiologischen pH-Wert abweichenden Lösungen aufgrund des zu geringen Verdünnungseffektes frühzeitig mit Intimaschäden und nachfolgenden Thrombophlebitiden zu rechnen.

Eine extravasale Fehllage der Katheterspitze nach Perforation des Gefäßes kann unabhängig vom Zugangsort bei brüskem Vorschieben des Katheters entstehen und zwingt wegen der dadurch möglichen Komplikationen ebenso zur Entfernung des Katheters, wie eine intraarterielle Fehllage nach Fehlpunktion einer Arterie. Die intraarterielle Fehllage wird deutlich an einem pulssynchronen Austritt von hellrotem Blut aus der Punktionskanüle bzw. am pulsierenden Hochsteigen von hellrotem Blut in die Infusionseinleitung nach Anschluß der Infusion.

Unerklärliche Schmerzsensationen bei zuvor herzgesunden Patienten sollten Anlaß geben, die Katheterlage jederzeit erneut zu kontrollieren.

Pneumothorax, Hämatothorax, Infusionshydrothorax, Chylothorax

Mit dem Auftreten eines Pneumothorax ist insbesondere bei einer Fehlpunktion der Vena subclavia und der Vena anonyma, seltener bei einer Fehlpunktion der Vena jugularis interna zu rechnen. Patienten mit ausgeprägtem Lungenemphysem sind diesbezüglich besonders gefährdet, so daß das Vorliegen eines Lungenemphysems eine relative Kontraindikation für einen zentralen Venenkatheter über perkutane Punktion der Vena subclavia oder Vena anonyma darstellt. In den meisten Fällen handelt es sich um einen Mantelpneu, der spontan resorbiert wird und daher keiner weiteren Behandlung bedarf. In Einzelfällen, in denen ein massiver Pneumothorax oder gar ein Spannungspneumothorax entstanden ist, oder beim Vorliegen eines Hämatothorax durch zusätzliche Verletzung der Arteria subclavia, ist eine sofortige Entlastung durch eine Thoraxsaugdrainage erforderlich. Ein vorbestehender einseitiger Pneumothorax oder das Vorliegen eines Pneumothorax bzw. Hämatothorax durch Fehlpunktion der Vena subclavia ist eine Kontraindikation zur kontralateralen Subklaviapunktion.

Der Infusionshydrothorax ist Folge einer unbemerkten thorakalen Gefäßperforation (Vena subclavia, Vena anoyma, Vena cava superior) beim Vorschieben des Katheters. Leichte Aspiration von Blut vor Anschluß der Infusion bzw. zügiges Zurückfließen von Blut in den Infusionsschlauch beim Senken der Infusion unter Herzniveau sichern, außer beim Vorliegen eines Hämatothorax, die intravasale

Katheterlage und schließen dadurch die Entstehung eines Infusionshydrothorax aus.

Eine äußerst seltene in der Literatur beschriebene Komplikation ist der Chylothorax, der durch eine Verletzung des Ductus thoracicus bei Fehlpunktion der linken Vena subclavia entstehen kann.

Luftembolie

Die Luftembolie ist eine relativ seltene, vermeidbare Komplikation beim Legen eines zentralen Venenkatheters. Extremer Volumenmangel bei schockierten oder dehydrierten Patienten mit der Folge eines negativen Zentralvenendrucks, plötzliches tiefes Einatmen des Patienten mit daraus resultierender Senkung des Thoraxinnendrucks sowie eine Diskonnektion des Infusionssystems am sitzenden oder stehenden Patienten sind die häufigsten Ursachen. Unter Beachtung einiger Sicherheitsmaßnahmen kann die Luftembolie sicher vermieden werden. Dazu zählen die Punktion zentraler Venen in Trendelenburg'scher Lagerung des Patienten, Verwendung von Punktionskanülen mit Ventilen und von Kathetermodellen, die während der Einführung durch einen flexiblen Mandrin oder Stopfen eine Luftaspiration ausschließen sowie durch eine sichere Verbindung zwischen dem Katheter und dem Infusionssystem durch einen Schraubverschluß. Da auch eine leergelaufene Infusion bei Patienten mit negativem Zentralvenendruck zur Luftembolie führen kann, sollte das Infusionssystem in einer Sicherheitsschlaufe 20 bis 30 cm weit unter das Herzniveau des Patienten reichen. Zur Vermeidung einer spät auftretenden Luftembolie nach Entfernung eines länger liegenden Venenkatheters muß die Punktionsstelle luftdicht abgeschlossen werden, z. B. durch einen Verband mit Polyvidon-Jodsalbe.

Katheterembolie

Eine der gefährlichsten Komplikationen beim zentralvenösen Katheter ist die Embolisation eines Katheterfragmentes oder gar des ganzen Katheters. Häufigste Ursache der Katheterstückembolie ist das Abscheren eines Katheterfragmentes an der Spitze einer scharf geschliffenen metallenen Punktionskanüle, wenn bei Schwierigkeiten während des Vorschiebens des Katheters oder zur Lagekorrektur bei falscher Katheterlage der Katheter durch die Metallkanüle zurückgezogen wird. Wegen dieser Komplikationsmöglichkeit sollte in solchen Fällen der Katheter mitsamt der Punktionskanüle entfernt und eine erneute Punktion durchgeführt werden. Auch bei Verwendung von Kathetermodellen mit metallener Innenkanüle kann eine Katheterstückembolie auftreten, wenn trotz eines Zurückgleitens der Punktionskanüle in das Katheterlumen der Punktionsversuch fortgesetzt wird. Wegen der Verfügbarkeit von Kathetermodellen, bei denen die Einführung über eine Plastikkanüle erfolgt, sollten Katheterbestecke mit scharf geschliffener Stahlkanüle heute nicht mehr zur Anwendung kommen.

Weitere mögliche Ursachen einer Katheterembolie sind eine mangelhafte Fixierung des Katheterendes, Abscherung durch die am Katheter belassene Punktionskanüle oder an einer direkt am Katheter angreifenden Haltenaht, Bruch des Katheters an Knickstellen oder Bruch durch Materialermüdung bei längerer Liegedauer sowie Durchtrennung des Katheterendes am Ansatzstück für das Infusionssystem und Einschwemmung in das Gefäß. Das Katheterfragment kann peripher liegenbleiben oder nach zentral in die Vena cava superior, den rechten Vorhof oder die rechte Herzkammer und in die Arteria pulmonalis eingeschwemmt werden.

Obwohl in Einzelfällen eine Katheterembolie über Jahre hinweg komplikationslos überstanden wurde, sollte wegen der im Vergleich zur Nichtentfernung wesentlich höheren Letalitätsrate die Entfernung des embolisierten Katheterfragmentes bzw. des Katheters nach Möglichkeit immer durchgeführt werden. Als Todesursachen bei belassenen Katheterfragmenten sind in der Literatur Myokardperforationen, therapieresistente Rhythmusstörungen, Endomyokarditiden und andere septische Komplikationen, Kavathrombosen und Lungenembolien beschrieben. Liegt das Katheterfragment noch in der Peripherie, gelingt meist die Entfernung durch Venae sectio.

Nach zentraler Einschwemmung kann versucht werden, es mittels indirekter Verfahren, z. B. mit Hilfe von endoskopischen oder urologischen Faßzangen, Fogarty-Katheter, Zeiss'scher Schlinge oder Uretersteinfänger zu entfernen. Eine Lokalisation des Katheterfragmentes ist bei röntgenkontrastgebendem Kathetermaterial einwandfrei möglich. Führt der Versuch der indirekten Extraktion nicht zum Erfolg, so ist angesichts der hohen Letalitätsrate bei belassenen Katheterfragmenten die operative Entfernung durch Thorako- und Kardiotomie indiziert.

Gefäßperforation, Herzperforation

Gefäßperforationen sind beim Legen eines Kavakatheters nicht nur durch die Punktion, sondern auch beim Vorschieben des Katheters, unabhängig vom Zugangsweg möglich. Sie ereignen sich meist bei brüskem Vorschieben des Katheters bzw. beim Versuch, ein Hindernis im Venenlumen zu überwinden. Ist nach der Plazierung des Katheters eine Blutaspiration nicht möglich, oder fließt kein Blut in die Infusionsleitung zurück beim Absenken der Infusion unter Herzniveau, muß der Verdacht auf diese Komplikation gelenkt sein und bei Bestätigung (Röntgenaufnahme) der Katheter entfernt werden. Die Folgen der Gefäßperforation sind weniger vom Zugangsort, mehr von der Lokalisation der Verletzungsstelle abhängig. Bei einer Gefäßperforation außerhalb des Thoraxbereichs bildet sich ein lokales Hämatom oder, wenn bereits Infusionen gegeben wurden, ein paravenöses Infiltrat. Von der Vena subclavia, Vena anonyma und Vena cava superior aus kann die Katheterspitze in die Pleurahöhle oder in das Mediastinum perforieren. Bleibt die Komplikation unbemerkt, entsteht bei der Gabe von Infusionslösungen oder Blut über den Katheter ein iatrogener Infusionshydro- bzw. Hämatothorax. Perforationen des rechten Vorhofs oder der rechten Herzkammer sind eine sehr seltene, jedoch lebensgefährliche Komplikation eines zu weit vorgeschobenen Kavakatheters. Sowohl Gefäß- als auch Herzperforationen sollten sich durch vorsichtiges Vorschieben und Verwendung von Kathetersystemen aus weichem Kathetermaterial vermeiden lassen.

Spätkomplikationen

Häufige Komplikationen beim Zentralvenenkatheterismus sind entzündliche Reaktionen im Bereich der katheterisierten Venen, die dann zu Thrombophlebitiden und Thrombosen führen können. Am häufigsten sind hiervon die englumigen peripheren Venen (Vena basilica, Vena cephalica, Vena jugularis externa) betroffen, da hier das Verhältnis des Venenlumens zum Katheteraußendurchmesser besonders ungünstig ist, wodurch das Stromzeitvolumen und damit die Strömungsgeschwindigkeit reduziert wird und zudem noch eine ständige durch Arm- bzw. Körperbewegungen verstärkte Fremdkörperreizung der Gefäßintima stattfindet. Erste Anzeichen entzündlicher Veränderungen, die bei der oberflächlichen Lage dieser Venen frühzeitig zu erkennen sind, machen die Entfernung des Katheters zwingend erforderlich. Eine Thrombophlebitis oder Thrombose tritt beim Jugularis interna- und Subklavia-Katheter wesentlich seltener auf, ist allerdings dann schwerer zu diagnostizieren, da Frühsymptome meist fehlen. Eine äußerst seltene Komplikation ist die Entstehung eines Hydrozephalus bei Kindern nach rechtsseitiger Jugularis interna-Thrombose.

Massive Lungenembolien mit letalem Ausgang, ausgehend von solchen katheterbedingten Gefäßthrombosen, sind extrem selten, weil es sich in der Regel um Umscheidungsthromben handelt, die den ganzen Katheter umhüllen. Kleinere Embolien sind klinisch meist inapparent. Rezidivierende Mikroembolien infolge eines Zentralvenenkatheters können jedoch die Entstehung eines pulmonalen Hochdrucks begünstigen und damit auf lange Sicht zu einem Rechtsherzversagen führen.

Nur in seltenen Fällen kann phlebographisch eine durch den Katheter verursachte thrombosebedingte Abflußbehinderung nachgewiesen werden, die dann unter Umständen eine Lysetherapie oder operative Thrombektomie erforderlich macht.

Eine bakterielle Infektion kann beim Kavakatheterismus durch eine unzureichende Desinfektion vor der Punktion, durch eine nachträgliche bakterielle Kontamination der Punktionsstelle und durch mangelnde Beachtung der Asepsis beim Wechseln von Infusionsflaschen oder Infusionsbestecken und Zuspritzungen von Medikamenten erfolgen. Eine weitere Möglichkeit ist die hämatogene Besiedlung der thrombotischen Katheterauflagerungen, ausgehend von septischen Streuherden im Körper abwehrgeschwächter Patienten.

Die Rate der bakteriellen Thrombophlebitiden ist abhängig von dem Grundleiden, den lokalen Verhältnissen sowie dem Einlegemodus und dem gewählten Zugang. Da Kavakatheter über die Vena saphena magna bzw. über die Vena femoralis am häufigsten mit dieser Komplikation belastet sind, sollten sie nur in Ausnahmefällen, in denen andere Zugangswege unmöglich sind, gelegt werden. Da auch die Verweildauer eines Katheters eine wichtige Rolle spielt, sollte der Katheter keinesfalls länger als unbedingt nötig liegenbleiben. Schon beim geringsten Verdacht auf eine Katheterinfektion muß dieser entfernt, die Katheterspitze bakteriologisch untersucht und bei positivem Bakteriennachweis eine der Erregerempfindlichkeit angepaßte Antibiotikatherapie eingeleitet werden.

Die Häufigkeit der septischen Komplikationen läßt sich durch die Wahl des Zugangsortes, die Einhaltung einer korrekten aseptischen Punktionstechnik, durch täglichen Verbandwechsel und Pflege der Punktionsstelle reduzieren.

Als Spätkomplikation einer unkorrigierten kardialen Katheterfehllage können thrombotische Veränderungen an der Trikuspidalklappe, im rechten Vorhof und der rechten Herzkammer entstehen. Des weiteren sind in der Literatur Endokarditiden, therapierefraktäre Herzrhythmusstörungen und sekundäre Perforationen im Bereich des rechten Herzens beschrieben worden.

Nicht zuletzt kann das verwendete Kathetermaterial selbst zu einer Reihe von Spätkomplikationen führen. Bei längerer Liegedauer werden die in PVC-Kathetern enthaltenen Weichmacher durch den Blutstrom ausgeschwemmt, wodurch die Katheter spröder werden und an Elastizität verlieren. An der rauheren Katheteroberfläche wird dann die Thrombenbildung begünstigt, insbesondere an den Stellen, an denen der Katheter der Venenwand anliegt. Zudem sollen die ausgeschwemmten Weichmacher eine thromboseförderne Wirkung besitzen. In seltenen Fällen kann der starre Katheter zu einer Drucknekrose der Venenwand mit Gefäßperforation führen. Als Folge einer Materialermüdung kann ein Katheterbruch mit nachfolgender Katheterembolie entstehen.

Messung des zentralen Venendrucks

Die Messung des zentralen Venendrucks (ZVD), definiert als Druck im klappenlosen Hohlvenengebiet, gehört heute zu den Standardmethoden des invasiven Kreislaufmonitorings und erlaubt Aussagen über die Leistungsfähigkeit des rechten Herzens und eine Beurteilung der aktuellen intravasalen Volumensituation.

Nach funktionellen Gesichtspunkten wird das Kreislaufsystem in ein Hochdruck- und ein Niederdrucksystem untergliedert, wobei zum letzteren die Kapillaren, die Venolen und Venen des großen Kreislaufs, das rechte Herz, der kleine Kreislauf, der linke Vorhof und der linke Ventrikel während der Diastole gerechnet werden. Vom Gesamtblutvolumen entfallen lediglich 15 Prozent auf das arterielle (Hochdruck-)System, hingegen 30 Prozent auf den intrathorakalen und 55 Prozent auf den extrathorakalen Abschnitt des Niederdrucksystems. Von großer funktioneller Bedeutung ist das sogenannte zentrale Blutvolumen als Teilkompartiment des intrathorakalen Abschnitts des Niederdrucksystems. Es umfaßt den Pulmonalkreislauf und das linke Herz während der Diastole, begrenzt von der Pulmonal- und der Aortenklappe, und enthält 500 bis 900 ml Blut bzw. 10 Schlagvolumina, wovon der linke Ventrikel bei völligem Sistieren des venösen Rückstroms 6 Schlagvolumina schöpfen kann.

Aufgrund dieser großen Kapazität stellt das Niederdrucksystem bei Volumenverschiebungen ein Druckausgleichreservoir für das auf Druckkonstanz angelegte Hochdrucksystem dar. Blutvolumenverluste bzw. Transfusionen oder Infusionen führen frühzeitig zu einer gleichsinnigen Veränderung des ZVD, lange bevor – falls überhaupt – eine Reaktion des arteriellen Blutdrucks zu verzeichen ist. Durch diese funktionelle Abhängigkeit des Drucks im Niederdrucksystem vom Füllungszustand des Gefäßsystems wird der Zentralvenendruck zur meßbaren Größe der zirkulierenden Blutmenge. Volumenverschiebungen von 1 000ml führen zu einer gleichsinnigen Änderung des ZVD um etwa 7 cm Wassersäule.

+ 3 bis + 7 cm Wassersäule werden als Normbereich für den Zentralvenendruck angegeben. Ein erniedrigter ZVD ist ein sicherer Indikator einer bestehenden Hypovolämie, wobei in Extremfällen sogar negative Druckwerte gemessen werden können. Ein erhöhter ZVD weist auf eine Volumenüberfüllung des Niederdrucksystems hin, die entweder durch eine absolute Hypervolämie oder durch eine Insuffizienz des rechten Herzens bedingt sein kann und sich mit Hilfe weiterer hämodynamischer Parameter differenzieren läßt. Eine Linksherzinsuffizienz führt dagegen erst dann zu einer Erhöhung des ZVD, wenn sich die Druckerhöhung vom linken Vorhof über den Lungenkreislauf auf die rechte Seite fortsetzt. Die Verlaufskontrolle des ZVD ist deshalb zur frühzeitigen Erkennung eines akuten Lungenödems ungeeignet.

Weitere Ursachen, die zu einer Erhöhung des ZVD führen können, sind eine Einengung der Lungenstrombahn durch Pneumonektomie, Lungen- oder Fettembolie und Druckerhöhungen im Thorax, z. B. bedingt durch einen Spannungspneumothorax oder Hämatothorax sowie durch ausgedehnte Pleuraergüsse. Respiratorische Druckschwankungen, insbesondere Husten und Pressen, verändern · ebenfalls den ZVD. Bei beatmeten Patienten führt der erhöhte intrathorakale Mitteldruck zu einer Erhöhung des Zentralvenendrucks.

Auch Medikamente können durch einen Angriff am Gefäßsystem zu meßbaren Veränderungen des zentralen Venendrucks führen. Während vasodilatatorisch wirkende und alpharezeptorenblockierende Substanzen, Analgetika, Histamine und andere ihn senken, führen Katecholamine und periphere Kreislaufmittel zu einer Erhöhung des ZVD.

Eine unabdingbare Voraussetzung zur Messung des ZVD ist ein in der oberen Hohlvene gelegener Venenverweilkatheter, dessen korrekte Lage, kurz vor der Kava-Vorhof-Grenze, entweder durch Röntgenkontrolle oder durch EKG-Ableitung kontrolliert wurde (zur Technik und Komplikationsmöglichkeiten des zentralen Venenkatheters siehe entsprechende Kapitel). Das Lumen des Katheters muß, um unverfälschte Druckwerte zu erhalten, mindestens 0,5 mm, besser 1 mm, betragen.

Die eigentliche Messung des ZVD kann
a) durch Flüssigkeitsmanometrie nach der Methode der Staudruckmessung oder der Methode der Einlaufmessung und
b) über elektromechanische Druckelemente, z. B. Statham-Element, erfolgen.

Um vergleichbare Druckwerte zu erzielen, muß der Referenzpunkt (Nullpunkt Bestimmung) exakt ermittelt werden. Der Venendruck bezieht sich auf die Höhe des rechten Vorhofs, die jedoch nur schwer festzulegen ist. Hinreichend genau entspricht sie einem Punkt, der beim flachgelagerten Patienten drei Fünftel des sagittalen Thoraxdurchmessers über der Auflage bzw. zwei Fünftel des Durchmessers unter der Sternummitte gelegen ist. Die Auffindung dieses Punktes wird durch die Verwendung einer Thoraxschublehre nach BURRI und PERREN sehr erleichtert (Abb. 28 a – c). Um Fehler bei der Venendruckmessung zu vermeiden und um vergleichbare Ergebnisse zu erzielen, sollte die Messung bei horizontaler Rückenlage, Ruhekreislauf, Ruheatmung und muskulärer Inaktivität des Patienten erfolgen.

Die Staudruckmessung (Abb. 29) kann durchgeführt werden, indem man bei laufender Infusion die Infusionsflasche allmählich so weit senkt, bis der letzte Tropfen in der Tropfkammer des Infusionsbestecks (INTRAFIX® AIR) hängenbleibt. Die hydrostatisch wirksame Höhe ist dann durch den Lufteintritt in die Flasche gegeben, wobei von dem an der Meßskala abgelesenen Druckwert die Luftstrecke in der Tropfkammer abzuziehen ist. Diese Methode wird heute jedoch nur noch selten angewendet.

Im klinischen Routinebetrieb wird am häufigsten die Einlaufmessung (Abb. 30) mit gebrauchsfertigen Venendruckmeßgeräten (MEDIFIX®)durchgeführt.Sie bestehen aus einer Meßleiste mit ausklappbarem Zeiger zur Nullpunkt-Einstellung, die am Infusionsständer befestigt wird, einem Infusionsgerät INTRAFIX® AIR, dem Meßschenkel mit Aufhänger und Luftfilter sowie dem Verbindungsschlauch zum zentralen Venenkatheter (CAVAFIX® CERTO®), die über einen Dreiwegehahn miteinander verbunden sind. Zur Vorbereitung der Messung wird zunächst der Aufhänger des Meßschenkels an einem Arm des Infusionsständers befestigt. Der Meßschenkel wird so in die Schlauchvertiefung der auf den Referenzpunkt justierten Meßleiste eingelegt, daß ein Siphon entsteht, welcher mindestens 20 cm unter dem Nullpunkt liegt und so eine mögliche Luftembolie mit Sicherheit verhindert. Anschließend wird das Infusionsbesteck mit der Infusionsflasche verbunden und das System gefüllt. Nach Anschluß des Verbindungsschlauches an den Kavakatheter

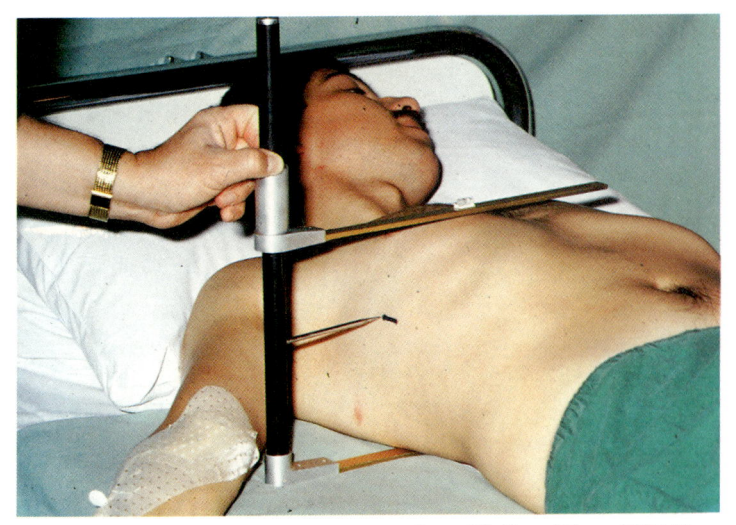

Abb. 28 a: Festlegung des Referenzpunktes (Nullpunkt) zur ZVD-Messung mit Hilfe einer Thoraxschublehre

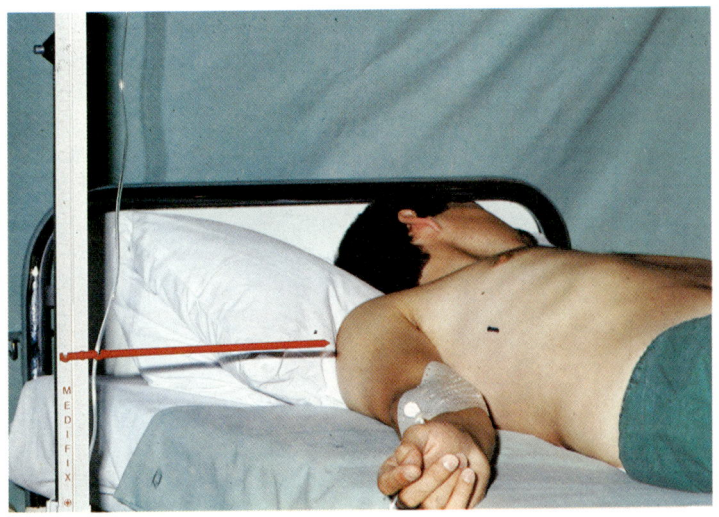

Abb. 28 b: Einjustierung der Meßleiste auf den Nullpunkt

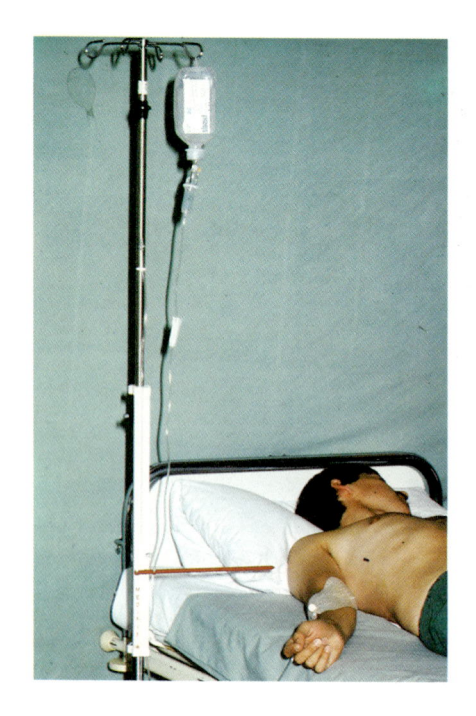

Abb. 28 c: ZVD-Messung am horizontal gelagerten Patienten

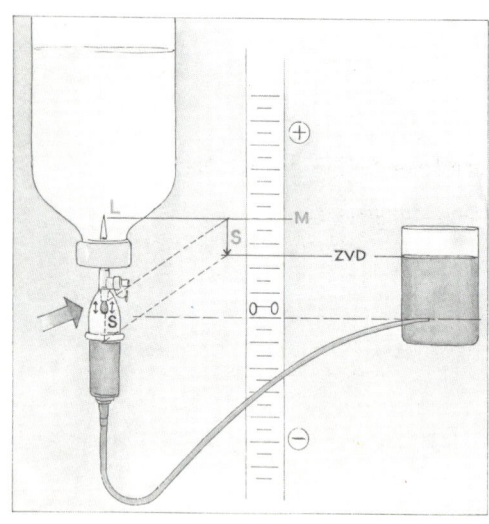

Abb. 29: Schema der Staudruckmessung

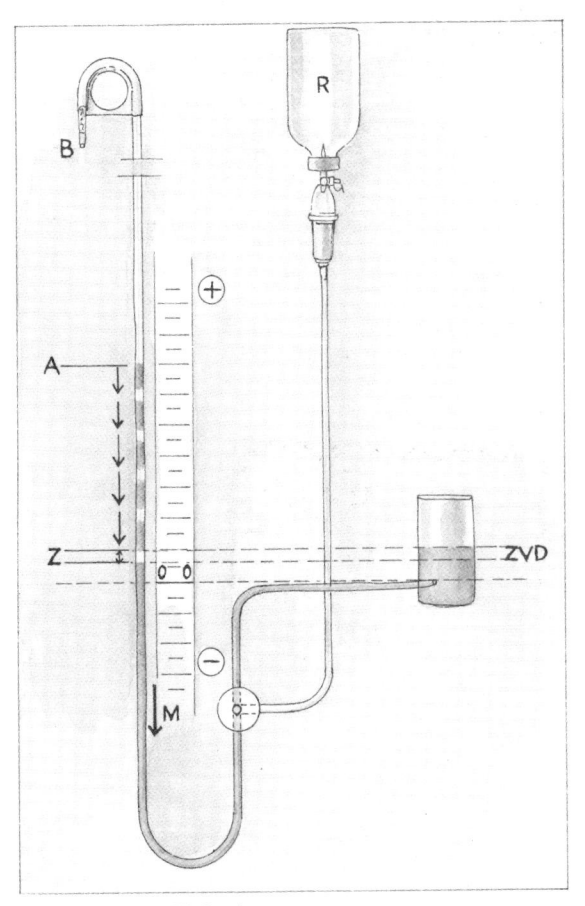

Abb. 30: Schema der Einlaufmessung

(CAVAFIX® CERTO®) und Einstellen der Infusionsgeschwindigkeit wird zur eigentlichen Messung die Infusion durch Umstellen des Dreiwegehahns unterbrochen und die Verbindung Meßschenkel-Kavakatheter hergestellt. Die Flüssigkeit im Meßschenkel sinkt zunächst rasch, dann langsamer ab und stabilisiert sich schließlich unter atemsynchronen Schwankungen auf der Höhe des zentralen Venendrucks, der direkt in cm Wassersäule abgelesen werden kann. Nach beendeter Messung wird der Meßschenkel erneut über die Infusionsflasche gefüllt, so daß das Gerät für die nächste Messung einsatzbereit ist, und erst danach wird die Infusion wieder aufgenommen.

Mit Hilfe eines elektromechanischen Druckwandlers besteht die Möglichkeit, den zentralen Venendruck kontinuierlich zu messen und aufzuzeichnen. Da bei diesem Verfahren die Werte in mm Hg angegeben werden, müssen diese aufgrund des spezifischen Gewichts von Quecksilber mit dem Faktor 1,36 multipliziert werden, um vergleichbare Werte zur Flüssigkeitsmanometrie zu erhalten (mm Hg x 1,36 = cm H_2O). Das elektromechanische Druckelement muß dabei in Vorhofhöhe und parallel zur Horizontalebene liegen.

Arterienkanülierung

Die Indikationsbreite für eine Arterienkanülierung ist in den letzten Jahren erheblich ausgeweitet worden. Durch eine kontinuierliche exakte blutige Druckmessung erleichtert sie die intra- und postoperative Kreislaufüberwachung bei großen chirurgischen Eingriffen, vor allem im Bereich der Herz-, Thorax-, Gefäß-, Neuro- und Abdominalchirurgie, darüberhinaus aber auch bei Patienten extremer Risikoklassen, wenn diese sich operativen Eingriffen gleich welcher Art unterziehen müssen. Ein weiteres breites Anwendungsgebiet besteht auf anästhesiologischen, internistischen und pädiatrischen Intensivstationen bei wiederholt notwendig werdenden Blutgasanalysen von Beatmungspatienten.

Die kontinuierliche direkte blutige Druckmessung kann über verschiedene Arterien durchgeführt werden, z. B.:
Arteria radialis,
Arteria dorsalis pedis,
Arteria temporalis superficialis,
Arteria femoralis,
Arteria umbilicalis (pädiatrische Intensivmedizin).

Die Kanülierung der Arterie erfolgt in der Regel durch perkutane Punktion mit einer Teflon-Venenverweilkanüle von mindestens 1 mm Innendurchmesser oder durch Vorschieben eines dünnlumigen Katheters (ARTERIOFIX®). Die operative Freilegung der Arterie (Arteriae sectio) ist nur selten notwendig. Wichtigste Voraussetzung vor einer arteriellen Langzeitkanülierung ist die Überprüfung einer ausreichenden Kollateralversorgung distal von der Punktionsstelle gelegener Extremitätenabschnitte. Ferner sollte eine eventuelle Blutung an der Punktionsstelle leicht beherrschbar sein, die Kanüle ohne Gefäßnaht entfernt werden können und der Patient in seiner Bewegungsfreiheit möglichst wenig eingeschränkt sein. Jede arterielle Kanülierung muß unter sterilen Kautelen nach ausgiebiger Hautdesinfektion möglichst atraumatisch durchgeführt werden. Zur Vermeidung von Komplikationen ist nach erfolgter Punktion eine feste Fixierung und eine Kennzeichnung zum Ausschluß versehentlicher intraarterieller Injektionen erforderlich. Eine kontinuierliche Druckspülung unter Heparinzusatz (5 000 I.E./l) gewährleistet die Durchgängigkeit der Kanüle.

Punktionstechnik

Arteria radialis (Abb. 31 a – f)

Vor der Kanülierung der Arteria radialis muß das Vorhandensein eines ausreichenden Kollateralkreislaufs zur Arteria ulnaris über den oberflächlichen und tiefen Hohlhandbogen überprüft worden sein. Dies geschieht im allgemeinen mit dem modifizierten ALLEN-Test. Nach Abdrücken der Arteria ulnaris und radialis kurz proximal des Handgelenks für eine Minute muß nach Öffnen der Arteria ulnaris die blasse ischämische Hand wieder rosig werden. Zeigt sich dabei keine ausreichende Kollateralversorgung der geprüften Hand über die Arteria ulnaris, so darf die Arteria radialis nicht punktiert werden. Zur Punktion der Arteria radialis wird der Arm außenrotiert und im Handgelenk überstreckt, wodurch die Arterie in ihrem Verlauf besser fixiert wird. Die Punktionsstelle sollte proximal des Retinaculum flexorum liegen. Durch eine kleine Stichinzision der Haut mit einem Lanzettchen nach Desinfektion und eventueller Lokalanästhesie wird ein Aufsplittern der Verweilkanüle beim Durchdringen des Hautniveaus vermieden.

Die Arterie wird im spitzen Winkel von ca. 30 Grad punktiert und bei sicherer intraarterieller Lage der Kanülenspitze (erkennbar am pulsierenden Blutaustritt) wird die Verweilkanüle über die metallene Innenkanüle langsam ohne Gewaltanwendung weiter in das Gefäßlumen vorgeschoben.

Bei einer weiteren Punktionstechnik wird im Unterschied zur vorgenannten die Kanüle zügig vorgeschoben mit bewußtem Durchstechen der Arterienvorder- und Hinterwand. Nach Entfernen des Innenmandrins muß dann die Kanüle langsam millimeterweise zurückgezogen werden, bis ein pulsierender Blutaustritt die intraarterielle Lage der Kanülenspitze anzeigt. Erst dann erfolgt ein weiteres vorsichtiges Vorschieben in das Arterienlumen bei pulsierendem Blutaustritt. Nach korrekter intraarterieller Plazierung wird die Kanüle über einen flexiblen Druckschlauch mit einem Dreiwegehahn verbunden und durchgespült.

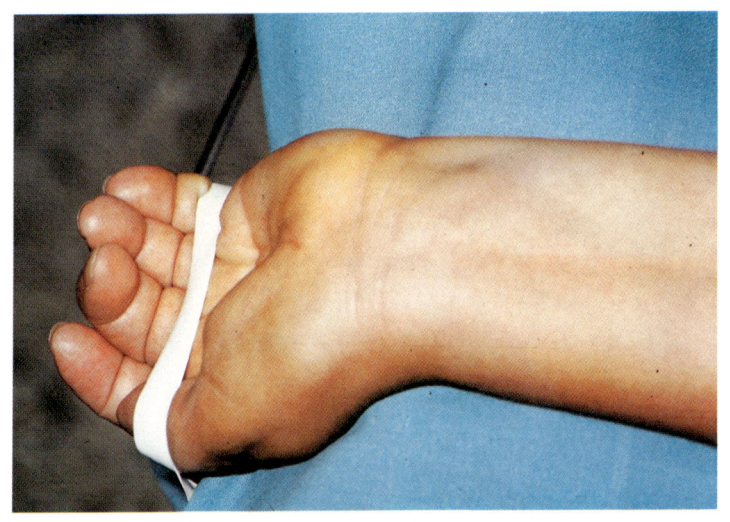

Abb. 31 a–f: Schrittweise Darstellung der Punktion der A. radialis der linken oberen Extremität

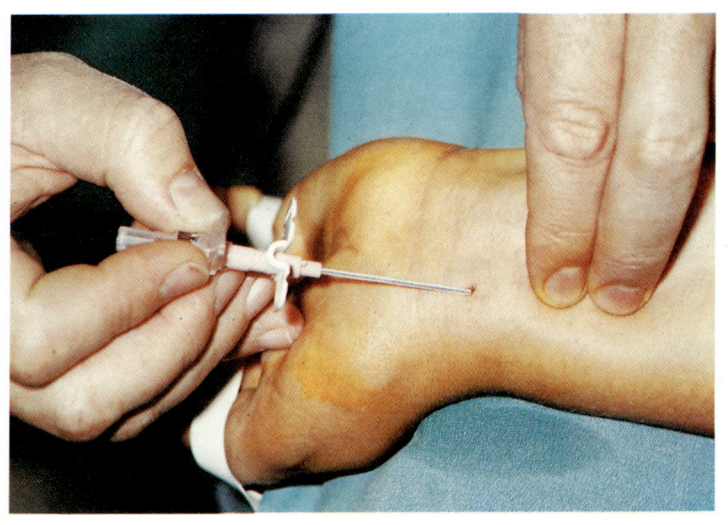

Abb. 31 b

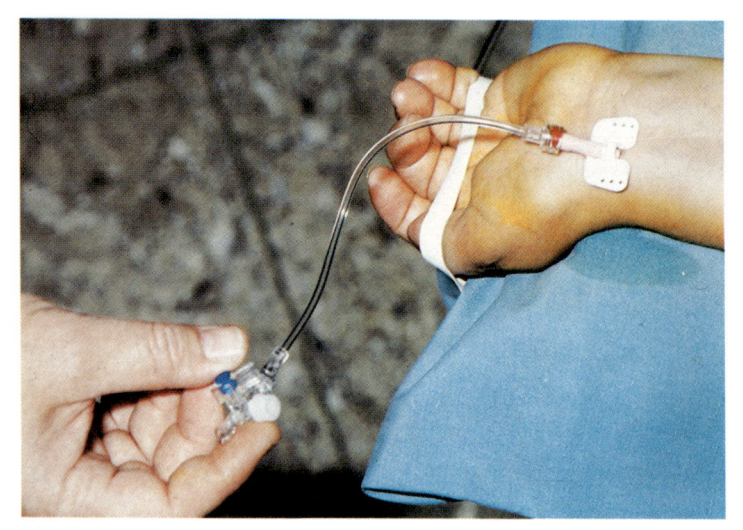

Abb. 31 c

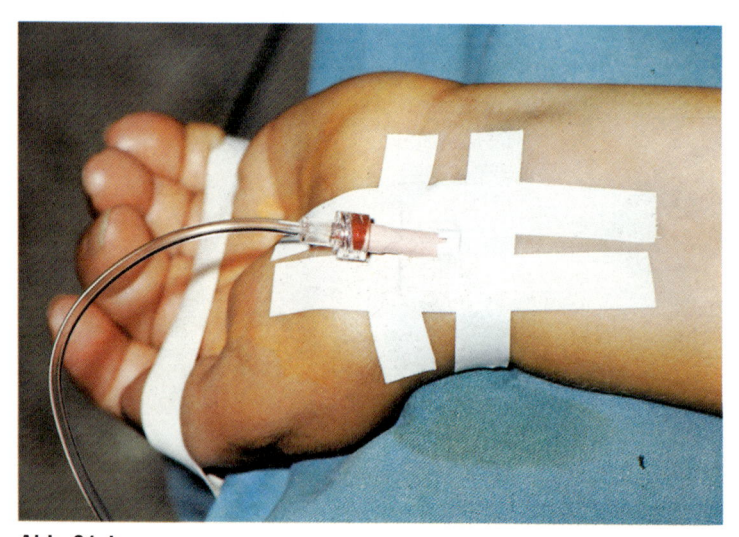

Abb. 31 d

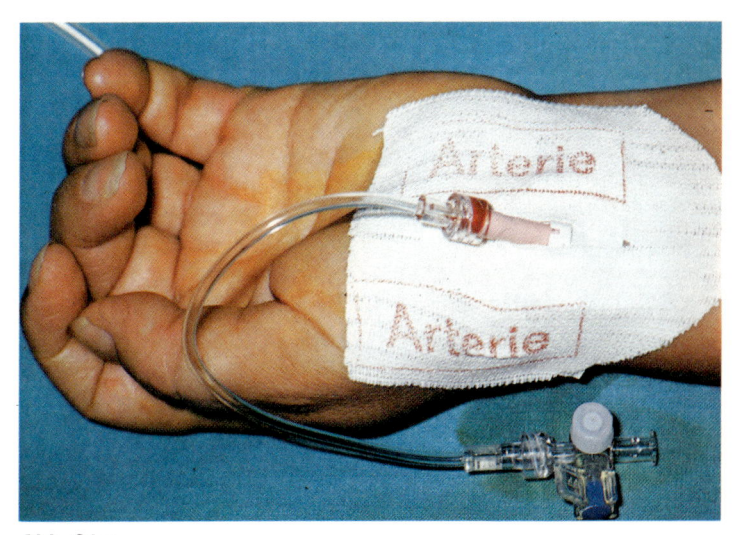

Abb. 31 e

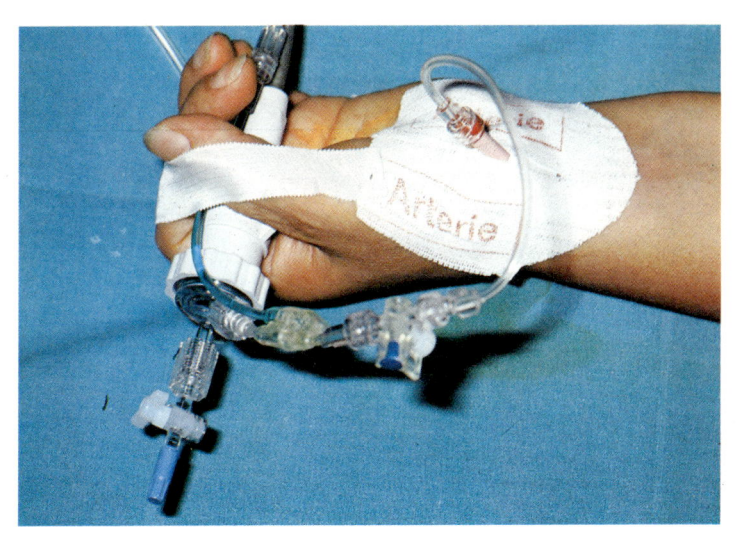

Abb. 31 f

Durch vergleichende Untersuchungen konnte nachgewiesen werden, daß bei beiden Techniken der Arterienpunktion die Gefahr der Gefäßokklusion bzw. Thrombose gleich groß ist.

Arteria dorsalis pedis

Die Arteria dorsalis pedis stellt die Fortsetzung der Arteria tibialis anterior auf dem Fußrücken dar. Nach Unterkreuzung der Sehne des Musculus extensor hallucis longus und Passage des Retinaculum extensorum kann sie in ihrem weiteren Verlauf auf der lateralen Seite der Sehne des Musculus extensor hallucis longus im Subkutangewebe getastet werden. Über den Ramus plantaris profundus der Arteria plantaris lateralis besteht meist ein ausreichender Kollateralkreislauf zur Arteria tibialis posterior, der durch Kontrolle der Großzehendurchblutung bei Kompression der Arteria dorsalis pedis überprüft werden kann. Die Kanülierung erfolgt am plantarflektierten Fuß nach Desinfektion und eventueller Lokalanästhesie durch perkutane Punktion.

Arteria temporalis superficialis

Die Arteria temporalis superficialis steigt als einer der Endäste der Arteria carotis externa vor der Ohrmuschel aufwärts und teilt sich nach Abgabe mehrerer Seitenäste etwa 1 cm oberhalb des Jochbogens in einen Ramus frontalis und Ramus parietalis. Kollateralen bestehen zur Arteria supraorbitalis und Arteria occipitalis. Die Kanülierung erfolgt meist unter Sicht nach operativer Freilegung, seltener durch perkutane Punktion. Wegen möglicher embolischer Verschleppung und Infektionsgefährdung sollte von der Punktion an dieser Stelle nur in Ausnahmefällen Gebrauch gemacht werden.

Arteria femoralis

Die Arteria femoralis ist als großkalibriges Gefäß in ihrem Verlauf unterhalb des Leistenbandes lateral der Vena femoralis gut zu palpieren. Die Punktion gelingt bei leichter Außenrotation des Beines meist ohne Schwierigkeiten. In neuerer Zeit gewinnt die Punktion der Arteria femoralis zur Dauerkanülierung bei Verwendung geeigneter Arterienverweilkatheter und entsprechender Pflege zunehmend an Bedeutung (Abb. 32 a–f).

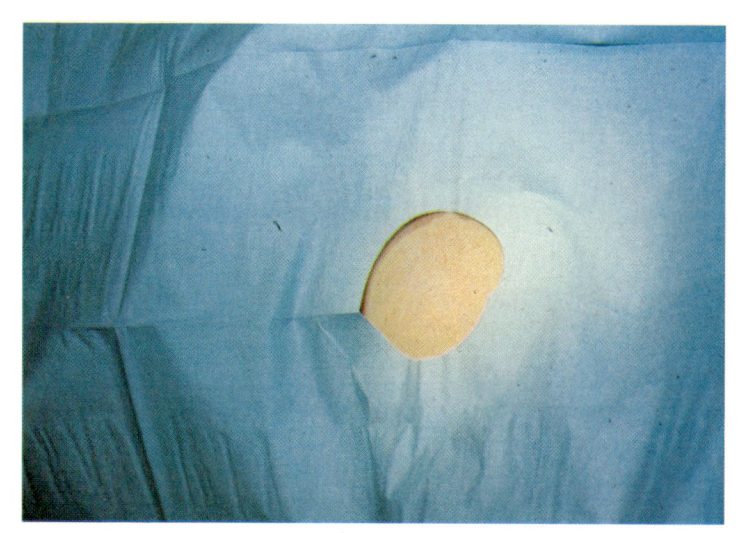

Abb. 32 a – f: Schrittweise Darstellung der Kanülierung der A. femoralis unter Verwendung der Seldinger-Technik

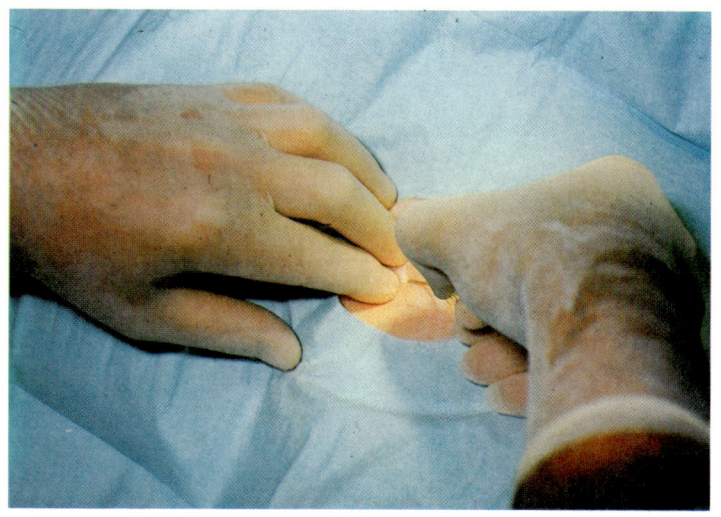

Abb. 32 b

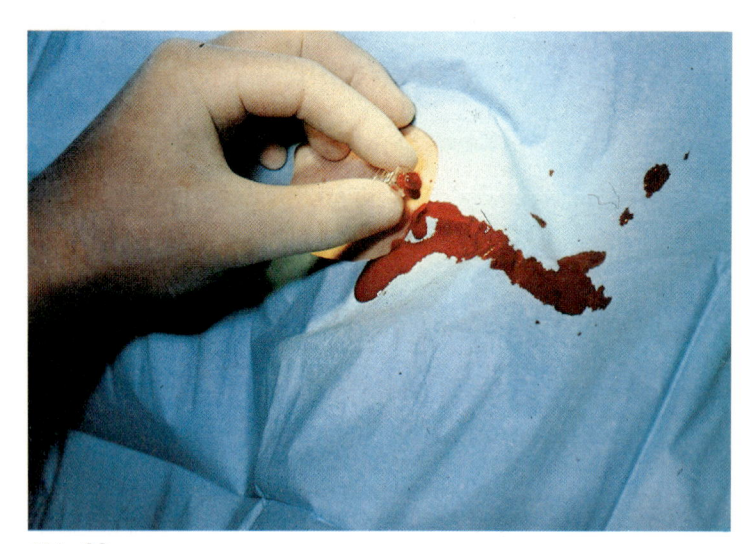

Abb. 32 c

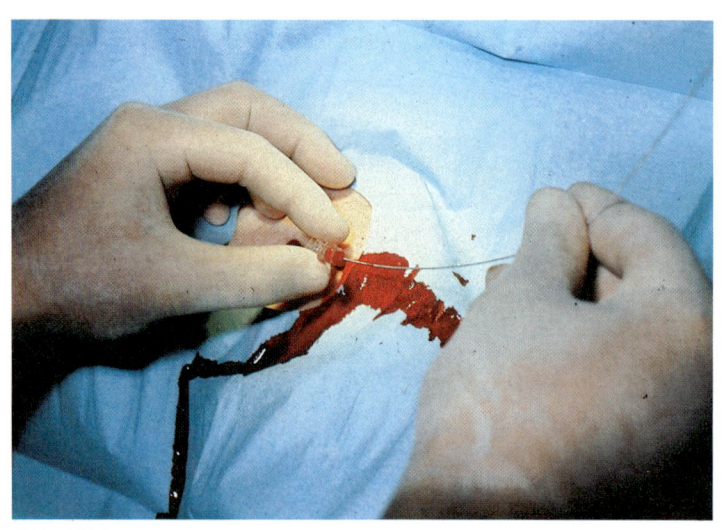

Abb. 32 d

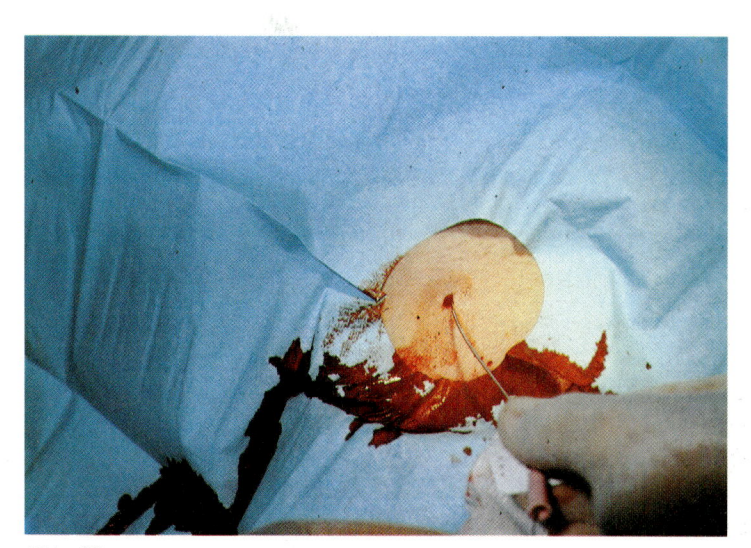

Abb. 32 e

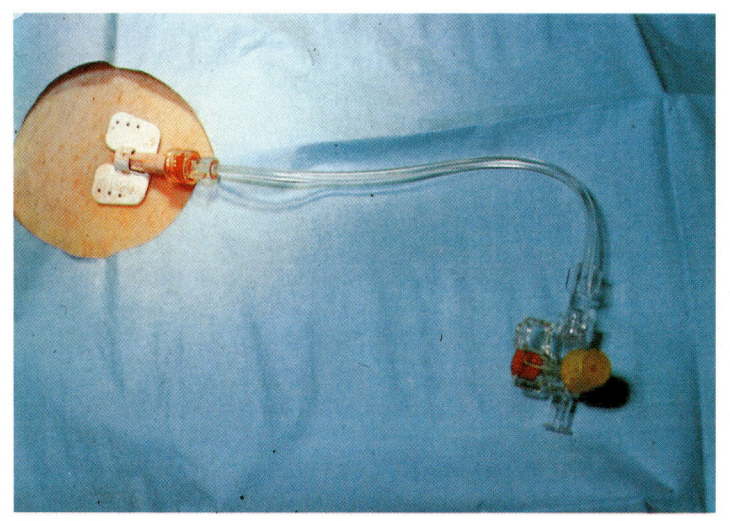

Abb. 32 f

Arteria umbilicalis

Bei Neugeborenen, insbesondere Frühgeburten, in schlechtem Allgemeinzustand kann sich eine Indikation zur wiederholten Blutgasanalyse und blutigen Druckmessung ergeben. Wegen der hohen Komplikationsraten sollte die Kanülierung der Arteria umbilicalis jedoch erst nach Ausschöpfung sonstiger Zugangswege durchgeführt werden.

Komplikationen

Wie bei jeder anderen Methode des invasiven Kreislaufmonitorings ist auch bei der Kanülierung von Arterien zur kontinuierlichen Druckmessung und wiederholten Blutgasanalyse mit einer Reihe von Komplikationen zu rechnen. Nach jeder Kanülierung peripherer englumiger Arterien kann ein zumindest teilweiser Verschluß des Gefäßes entstehen, der aber bei ausreichendem Kollateralkreislauf klinisch zumeist bedeutungslos bleibt. Nachuntersuchungen an großen Patientenkollektiven haben gezeigt, daß in der Regel eine vollständige Rekanalisierung der punktierten Arterie erfolgt. Da die Häufigkeit der thrombembolischen Komplikationen mit der Liegedauer der Verweilkanüle ansteigt, sollte die arterielle Kanülierung nur so lange wie unbedingt erforderlich erfolgen.

Embolien durch abgelöste arteriosklerotische Plaques, Thromben und Luft, z. B. bei fehlerhaftem Spülsystem, können zu peripheren Durchblutungsstörungen bis hin zu Nekrosenbildungen führen. Da das Risiko der retrograden Thrombembolie bei Einzelspülung wesentlich höher als bei Dauerspülung der Kanüle ist, sollte dem letztgenannten Verfahren der Vorzug gegeben werden.

Sehr selten wird bei arteriosklerotischen Gefäßen nach Kanülierung eine Entstehung eines Aneurysmas bzw. eine Dissektion des Gefäßes gesehen.

Tritt bei kunstgerechter Punktion der Arterie ein Gefäßspasmus auf, so muß die Kanüle entfernt werden, sofern dieser nicht spätestens nach 15 Minuten spontan bzw. nach medikamentöser Therapie (Xylocain intraarteriell) reversibel ist.

Zu den schwerwiegendsten Komplikationen der arteriellen Kanülierung gehört die versehentliche intraarterielle Injektion von Medikamenten bei unzureichender Kennzeichnung des arteriellen Zugangs, die zu ausgedehnten ischämischen Reaktionen an den distal der Punktionsstelle gelegenen Extremitätenabschnitten führen kann (Therapeutische Maßnahmen bei versehentlicher intraarterieller Injektion siehe Seite 68 f.).

Durch sorgfältige, möglichst atraumatische Punktionstechnik, Verwendung von Verweilkanülen aus gefäßverträglichen Materialien mit kleinem Durchmesser und kurzem intravasalen Anteil, Kennzeichnung des arteriellen Zugangs und sorgfältige Pflege der Punktionsstelle kann die Häufigkeit der vorgenannten Komplikationen weitgehend reduziert werden.

Filtersysteme

Infusionsfilter (15 μm, 5 μm, 0,2 μm)
In den letzten Jahren hat die intravenöse Anwendung von Medikamenten und Infusionslösungen erheblich zugenommen. Aufgrund umfangreicher Untersuchungen verschiedener Autoren ist es dabei heute unbestritten, daß der Patient bei einer langfristigen Infusionstherapie durch eine erhebliche Anzahl von ungewollt eingeschwemmten partikulären und bakteriellen Verunreinigungen belastet wird. Zusätzliche Probleme ergeben sich durch Inkompatibilitäten der verabreichten Medikamente. Die partikuläre Kontamination der Infusionslösungen ergibt sich zwangsläufig durch die angewandte Infusionstechnik, z. B. beim Zumischen und Zuspritzen von Medikamenten und durch Manipulationen am Infusionssystem selbst, wie Anstechen bzw. Umstecken von Infusionsflaschen. Nicht zuletzt ist eine partikuläre Belastung des Patienten durch die Infusionslösungen bedingt, da selbst bei Herstellung unter GMP-Bedingungen eine gewisse Kontamination unvermeidlich ist.

Die Mehrzahl der eingeschwemmten Teilchen - die Gesamtbelastung während einer 24stündigen Infusionstherapie kann bis zu 1,9 Millionen Teilchen betragen – bewegt sich in der Größenordnung unter 20 μm. Es kann sich dabei unter anderem um Gummipartikel, Elastomere, Zellulose, Papier, stärkeähnliche Partikel, Plastikbestandteile, Glas und Salze handeln. Die im Rahmen der Infusionstherapie in die Blutbahn eingeschwemmten Partikel führen unter Umständen zu Mikroembolien im Bereich der terminalen Strombahn. Insbesondere sind hiervon Hirn, Augen, Lungen, Nieren, Herz, Leber, Milz und Darm betroffen.

Auch die Bedeutung der bakteriellen Kontamination ist nicht zu unterschätzen, da hierdurch ausgelöste Komplikationen, vor allem Thrombophlebitiden und Sepsis, die Therapieerfolge in Frage stellen und zu einer Verlängerung der Verweildauer des Patienten im Krankenhaus führen.

Zur Vermeidung der oben angeführten Probleme ist eine Filterung der Infusion unerläßlich. Dabei ist es entscheidend, daß der Filter möglichst patientennah angebracht ist um sicherzustellen, daß nach

Applikation alle Medikamente den Filter passieren. Der zweite entscheidende Faktor nach der Lokalisation des Filters ist seine Porengröße. Bereits bei Verwendung von Filtern mit einer Porengröße von 5 µm werden etwa 90 Prozent der partikulären Verunreinigungen zurückgehalten. Um jedoch zusätzlich eine bakterielle Kontamination auszuschließen, sind Filter mit einer Porengröße von 0,2 µm erforderlich.

Mit zunehmender Verkleinerung der Porengröße entsteht dabei eine Verringerung der Durchflußraten, die zusätzlich durch die Viskosität der infundierten Lösungen beeinflußt wird. Filter der Porengröße von 0,2 µm gestatten jedoch noch bei normaler Flowrate eine komplette parenterale Therapie über 24 Stunden. Die DIN 58362/1 für Einmal-Infusionsgeräte empfiehlt eine Porengröße von 15 µm als Kompromiß zwischen Partikel-Retention und erforderlicher Durchflußleistung.

Entnahme- und Zuspritzfilter (Pury 5 µm, Mini-Spike 5 µm)

In den Fällen, in denen ohne patientennahe endständige Infusionsfilter gearbeitet wird, z. B. im Rahmen der perioperativen Infusionstherapie, kann dem Problem der partikulären Kontamination mit Entnahme- bzw. Zuspritzfiltern begegnet werden.

Durch Verwendung der Pury-Injektions-Aspirationsfilter mit einer Porengröße von 5 µm wird bei der Anwendung von Injektionslösungen aus Glasampullen eine signifikante Reduzierung der Partikelzahl erreicht. Zur wiederholten Entnahme von Lösungen aus Vorratsflaschen empfiehlt sich die Verwendung des Mini-Spike 5 µm-Systems. Mit ihm gelingt eine leichte mühelose Entnahme, wobei das bakteriendichte Filtergewebe garantiert, daß unter Vermeidung einer Unterdruckentstehung beim Aspirieren ausschließlich bakterienfreie Luft in das Entnahmegefäß angesaugt wird. Der 5 µm-Filter gewährleistet zusätzlich eine zuverlässige Partikelfiltration (Abb. 33).

Injektionsfilter (Sterifix 0,2 µm)

Der Sterifix Injektionsfilter bietet aufgrund der Porengröße von 0,2 µm nicht nur einen Schutz gegen eine partikuläre, sondern auch gegen eine bakterielle Kontamination. Er eignet sich für alle Injektionen einschließlich der periduralen Medikamentenapplikation in Verbindung mit PERIFIX®, dem Besteck zur Epiduralanästhesie, ferner

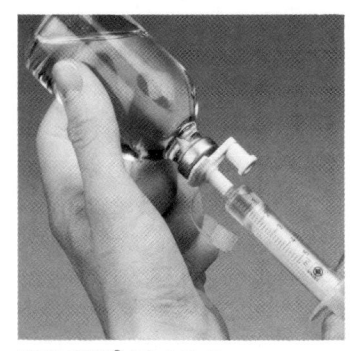

STERIFIX®-Mini-Spike

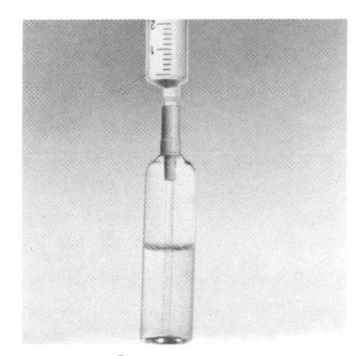

STERIFIX®-Filterhalm

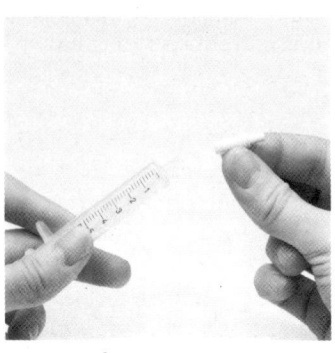

STERIFIX®-Pury

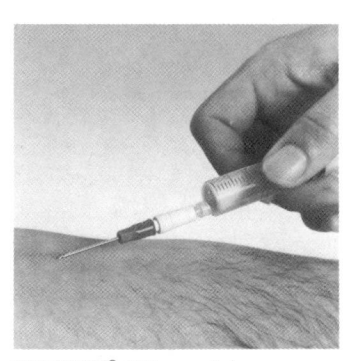

STERIFIX®-Filternadel

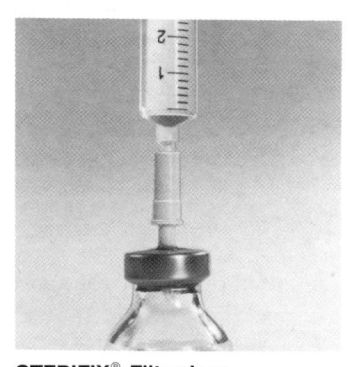

STERIFIX®-Filterdorn

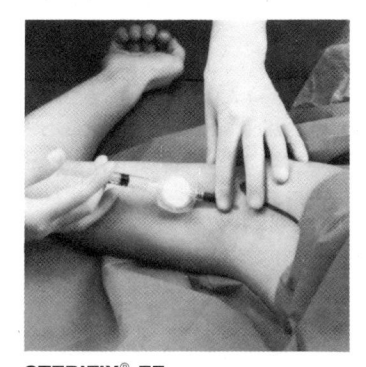

STERIFIX® EF

Abb. 33: Entnahme- und Zuspritzfilter

zur Filtration von Augentropfen. Die Luer-Lock-Anschlüsse erlauben dabei den direkten, flüssigkeitsdichten Aufsatz auf die Spritze wie auch die Integration in ein Infusionssystem, z. B. für die patientennahe Gabe von Medikamenten.

Transfusionsfilter

Mit zunehmender Lagerung und Alterung einer Blutkonserve nimmt deren Qualität durch Aggregatbildungen ständig ab, die aus zerfallenen und degenerierten Thrombozyten und Leukozyten, ferner aus Erythrozyten, Zellbestandteilen, Fibrin, Lipiden und Proteinen bestehen. Diese Aggregatbildung ist bei der Lagerung von Blutkonserven unvermeidlich und im ACD-Blut bereits nach wenigen Tagen nachweisbar. Bei der Transfusion werden die Aggregationen intravenös eingeschwemmt und können zu Mikrozirkulationsstörungen, insbesondere im Bereich der Lunge, der Niere und des Gehirns führen. Am bekanntesten sind diese Auswirkungen unter dem Erscheinungsbild der Transfusionslunge, die unter anderem auf aggregatbedingte Verschlüsse der terminalen Lungenstrombahn zurückzuführen ist.

Daher war es schon längere Zeit selbstverständlich, bei der Bluttransfusion Transfusionsfilter zu verwenden, wobei nach internationalem Standard das Filterelement Kunststoffnetze mit einer Maschenweite um 200 µm aufwies (z. B. SANGOFIX® ES mit 200 µm Maschenweite und einer Filterfläche von 22 cm^2). In letzter Zeit haben jedoch Untersuchungen gezeigt, daß auch Mikroaggregate, die die Poren der bis dahin verwendeten Filtersysteme passierten, zu Mikroembolien in den parenchymatösen Organen führten. Daher werden heute zunehmend anstelle der herkömmlichen Transfusionsfilter Mikrotransfusionsfilter eingesetzt (z. B. MICROSEPT® 20 µm, SANGOPUR® 40 µm), die somit einen besseren Patientenschutz bieten.

Bei der Transfusion von Frischblut, thrombozytenreichem Frischplasma und Thrombozytenkonzentraten müssen jedoch die üblichen Transfusionsfilter eingesetzt werden, die Verwendung von Mikrofiltern ist in diesen speziellen Fällen kontraindiziert.

Zumischungen, Unterbrechen der Infusion

Kurzzeitunterbrechungen

Gelegentlich ist es erforderlich oder wünschenswert, eine laufende Infusion kurzfristig zu unterbrechen, z. B. bei einer notwendigen Umlagerung des Patienten. Wenn dabei sichergestellt ist, daß die Infusionstherapie innerhalb weniger Minuten wieder aufgenommen wird, reicht in der Regel ein Abstöpseln der Braunüle mit einem Verschlußkonus oder -stopfen (COMBI rot) aus, ohne daß die Gefahr besteht, daß die Braunüle durch eindringendes und gerinnendes Blut unpassierbar wird (Abb. 34). Ein Verstopfen der Braunüle durch geronnenes Blut kann durch Auffüllen derselben mit verdünnter Heparinlösung zusätzlich verzögert werden.

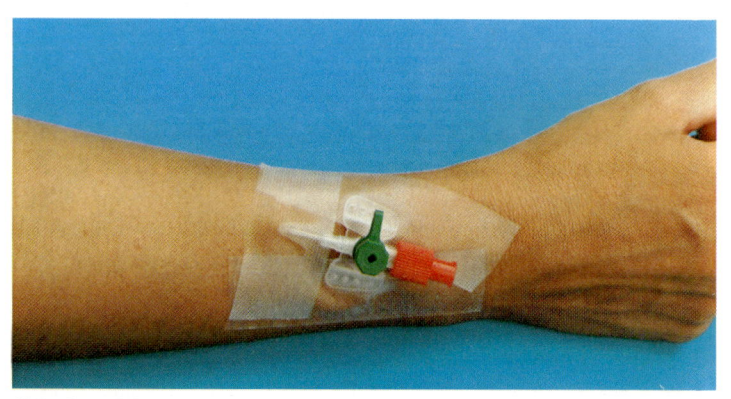

Abb. 34: COMBI rot-Stopfen für kurze Unterbrechungen der Infusionstherapie

Langzeitunterbrechungen

Oftmals erfordert eine intermittierende Infusionstherapie einen zuverlässigen Verschluß der Kunststoffverweilkanüle, ohne daß zwischenzeitlich das Lumen der Kanüle durch Blutkoagel verlegt wird.

Zu diesem Zweck sind Kunststoffmandrins im Handel, die exakt auf das Lumen der jeweiligen Kunststoffverweilkanüle abgestimmt sind (Abb. 35).

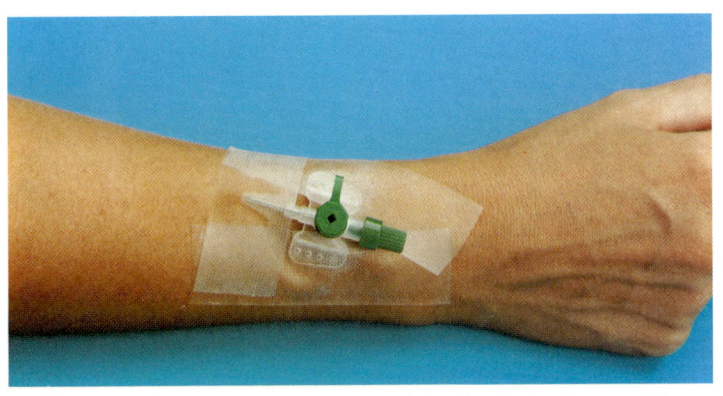

Abb. 35: Auf das Lumen der Kunststoffkanüle abgestimmter Mandrin für Langzeitunterbrechungen der Infusionstherapie

Zuspritzungen/Zumischungen

Vielfach erhalten Patienten gleichzeitig verschiedene Infusionen, wobei die Kompatibilität der Infusionslösungen dann keine Rolle spielt, wenn jede Lösung über einen anderen venösen Zugang infundiert wird. Diese Situation ist meist nicht gegeben, höchstens bei großen Operationen, wenn im Interesse einer schnellen Volumenzufuhr mehrere venöse Zugänge gelegt werden. In den meisten Fällen werden mehrere verschiedene Infusionen über einen venösen Zugang gegeben, wobei die technischen Möglichkeiten der Zumischung zahlreich sind (Abb. 36). Am einfachsten können die verschiedenen Lösungen mit ihren Infusionsgeräten (INTRAFIX®, INTRAFIX® AIR) über die distalen Gummipuffer zusammengeführt werden (Abb. 37). Der erste Übertragungsschlauch wird direkt an die Kanüle oder den Katheter angeschlossen, der zweite an eine in den Gummipuffer des ersten eingeführte Punktionskanüle, der dritte an eine in den Gummipuffer des zweiten eingeführte usw. Dieses System ist zwar vom Gesichtspunkt der Asepsis her zufriedenstellend, jedoch mechanisch sehr störanfällig. Daher sind zur gleichzeitigen Infusion verschiedener Lösungen spezielle Vorrichtungen entwickelt worden,

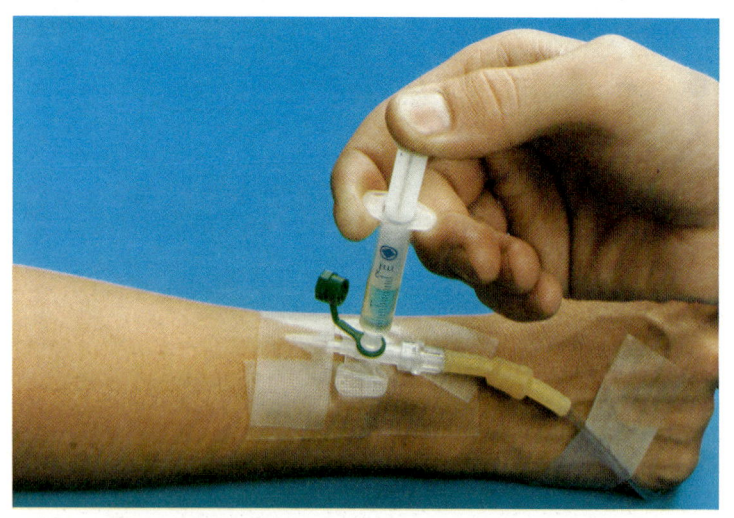

Abb. 36: Zusatz-Medikation über das integrierte Injektionsventil

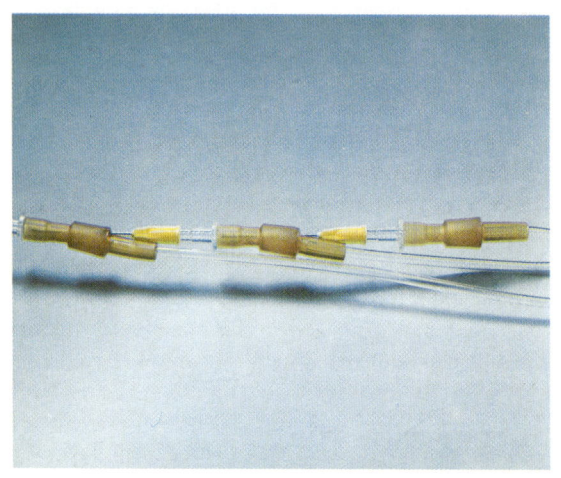

Abb. 37: Reiteranordnung

z. B. Dreiwegehähne (z. B. DISCOFIX®) und LS-Verbinder (Abb. 38). Durch Verwendung eines Dreiwegehahns können gleichzeitig zwei Infusionen an einen venösen Zugang angeschlossen werden. Durch Aneinandersetzen mehrerer Hähne ist eine fast beliebige Er-

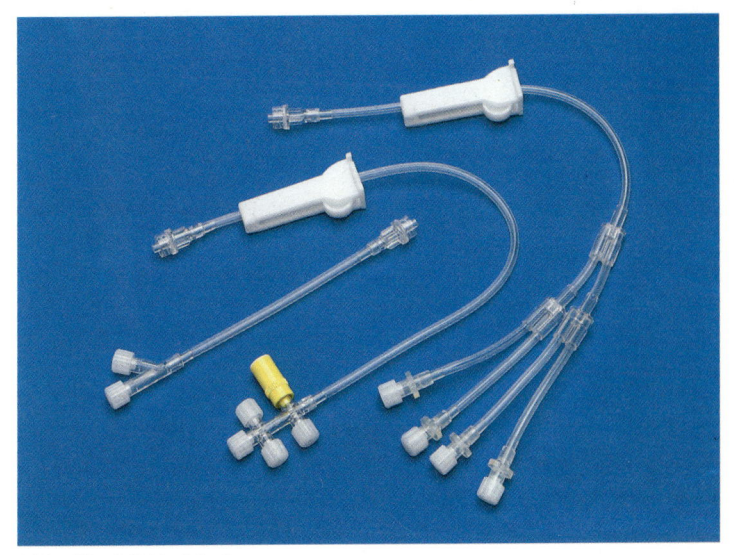

Abb. 38: LS-Verbinder

weiterung möglich, wobei jeder weitere Hahn eine weitere Zuleitungsmöglichkeit bietet.

Mit dem Drei-Wege-Hahn kann man außerdem den Infusionsstrom auf einfachem Wege absperren. Weiterhin lassen sich die „Hähne" miteinander auf einer speziellen „Hahnbank" kombinieren, wodurch die Möglichkeit einer übersichtlichen Anordnung der verschiedenen Infusionsleitungen, z. B. am Infusionsstativ, gegeben ist. Hinsichtlich der Asepsis sind Drei-Wege-Hähne und LS-Verbinder gleichermaßen bedenklich.

Ein Nährboden für Keimwachstum kann zwar durchaus gegeben sein, wenn diese Verbindungen nicht täglich gewechselt werden und außerdem nutritive Substanzen injiziert werden. Bei alleiniger medikamentöser Applikation, z. B. Heparin, Antibiotika, Kardiaka, Anästhetika usw., ist dagegen erfahrungsgemäß mit Infektionsproblemen nicht zu rechnen. Hermetisch sind diese Infusionswege nur über eine Latex-Membran zu verschließen, wie dies bei einem IN-Stopfen der Fall ist.

Dosieren

In der klinischen Praxis nimmt die Infusionstherapie einen immer breiteren Raum ein. Das geht schon daraus hervor, daß jährlich die Produktion an Infusionsflaschen und -bestecken noch immer steigt. Der Aufgabenbereich der Infusionstherapie erstreckt sich auf viele Gebiete wie: Therapie von Störungen im Wasser-, Elektrolyt- und Säure-Basen-Haushalt, parenterale Ernährung, medikamentöse Therapie (Kardiaka, Heparin, Insulin usw.) und therapeutische Erwägungen bei Vergiftungen (forcierte Diurese, Hämodialyse) und bei Hämodilution und andere mehr.

Die Infusion, d. h. das Zuführen einer Flüssigkeit in den Kreislauf (venöse oder arterielle Seite) wird immer dosiert appliziert. Die Infusionstechnik bestimmt dabei die Genauigkeit der Dosierung. Die Dosiergenauigkeit ist allgemein abhängig vom Zustand des Patienten sowie von Art und Menge der zuzuführenden Infusionsflüssigkeit, den Infusionsapparaturen und Umgebungsbedingungen.

Der Infusionsstrom wird durch eine Reihe von Faktoren beeinflußt: Widerstände der Kanäle im Einstechdorn, Widerstände in der Schlauchleitung und in den Verbindungsstücken, Tropfenbildungsgeschwindigkeit, Konstanz des Förderdruckes, physikalische Lösungseigenschaften und Umgebungsbedingungen.

Schwerkraftinfusion

Die am häufigsten angewandte Technik – weit über 80 Prozent der Infusionsfälle – ist die Schwerkraftinfusion. Die Dosiergenauigkeit und die Anforderungen an die Infusionsrate sind hierbei gering. Die Volumenzufuhr ist abhängig von der hydrostatischen Druckdifferenz zwischen Patient und der Infusionsflasche. Die Flüssigkeitszufuhr kann nur noch durch Kompression von außen oder durch Erhöhung des Innendruckes beschleunigt werden. Bestandteile dieser Infusionsform sind: Infusionsbehälter (Flasche, Beutel), Infusionsbesteck oder -gerät (Tropfenkammer und Infusionsleitung) sowie die Rollenklemme. Die Infusionsgeschwindigkeit wird überwiegend durch die Rollenklemme reguliert.

Die Rollenklemme wird so auf den Infusionsschlauch des Infusionsgerätes gedrückt, daß das Lumen des Infusionsschlauches von außen eingeengt wird. Das Infusionsvolumen errechnet sich dann aus der Tropfenzahl pro Minute. Die Tropfengröße ist bei den handelsüblichen Infusionsbestecken so ausgelegt, daß 20 Tropfen 1 ml ergeben.

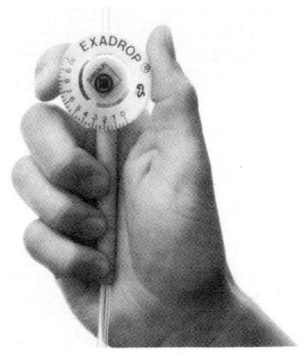

Abb. 39: EXADROP®, ein Präzisionstropfenregler

Die Rollenklemmen haben aber den Nachteil, daß die Durchflußrate pro Minute bei längerdauernder Infusionsphase exponentiell abnimmt. Es muß häufig nachjustiert werden. Im EXADROP® (Abb. 39) dagegen, dem schlauchunabhängigen Präzisionstropfenregler, kann das Infusionsvolumen (Tropfen pro Minute) einmal eingestellt, über längere Zeit weitestgehend konstant gehalten werden. Eine Nachjustierung entfällt. Eine Bürette, ein Vorlaufbehälter, der in Form eines Meßzylinders der Tropfenkammer vorgeschaltet ist, ist insbesondere bei Säuglingen und Kleinkindern indiziert, um eine Überinfusion zu vermeiden (z. B. DOSIFIX®).

Infusionsapparate

Infusionsapparate sind immer dann vonnöten, wenn die Dosiergenauigkeit erhöht, die Infusionsrate gesteigert und eine konstante Förderleistung bei Langzeitinfusionen erreicht werden sollen. Infusionsapparate müssen bestimmten Anforderungen entsprechen, wenn die ärztlichen und pflegerischen Maßnahmen nicht zu einer zusätzlichen Gefahrenquelle für den Patienten werden sollen.

Folgende, vom technischen Krankenhausservicezentrum Berlin aufgestellte Kriterien sollten erfüllt werden:

Bedarfsgerechte Infusionsrate,
ausreichende Dosiergenauigkeit,
große Robustheit,
rasche Betriebsbereitschaft,
einfache und sichere Bedienbarkeit,
Alarm und Infusionsstop bei Gefahr,
netzunabhängiger Betrieb,
leichte Reinigung
u. a. m.

Anforderungen an die Infusionsraten, gemäß den verschiedenen Aufgaben erstrecken sich über einen weiten Bereich. Sie liegen zwischen 5 ml pro Stunde (z. B. Offenhalten des zentralvenösen Katheters, Infusion bei Säuglingen) und 1 000 ml pro Stunde (z. B. forcierte Diurese, Schocktherapie).

Bei den apparativen Infusionstechniken wird unterschieden zwischen
a) Infusionsregler,
b) Infusionspumpen und
c) Infusionsspritzenpumpen.

Zu a)

Infusionsregler sind elektromedizinische Geräte ohne eigenen Förderantrieb. Sie regulieren und überwachen die Flüssigkeitszufuhr im Durchflußverfahren. Es sind einfach ausgedrückt mechanisierte Rollenklemmen. Die Dosiergenauigkeit reicht oft im klinischen Alltag aus und bewegt sich zwischen 10 und 20 Prozent.

Zu b)

Infusionspumpen haben im Gegensatz zu den Reglern einen eigenen Förderantrieb. Es wird je nach Antriebsart zwischen Rollenpumpen (Abb. 40), Peristaltikpumpen (Abb. 41) und Kolbenpumpen (Abb. 42) unterschieden. Die Regelung der Infusionspumpen kann entweder tropfen- oder volumengesteuert sein (Abb. 43,44). Die Elemente dieser Pumpen bestehen aus dem Förderantrieb, dem Steuer- oder Regelkreis und dem Infusionsbesteck. Die Genauigkeit der Dosierung hängt wesentlich davon ab, wie die Pumpe gesteuert wird.

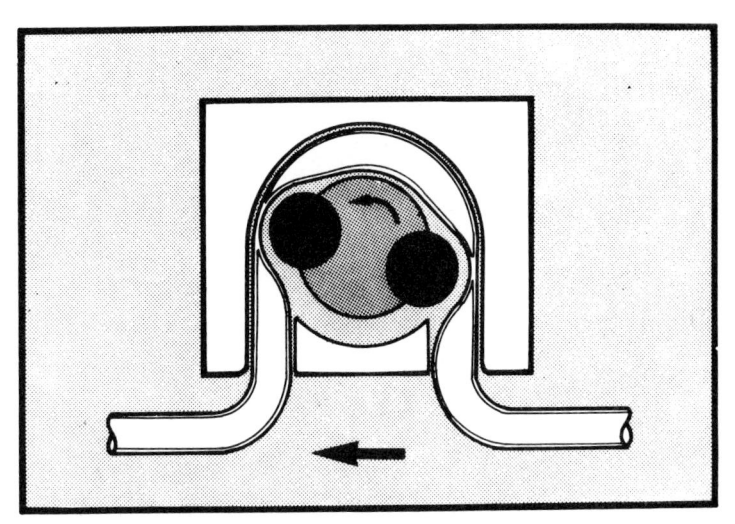

Abb. 40: Förderprinzip einer Rollenpumpe (aus: MOTZKOW et al.: Medizintechnik im Krankenhaus, Band 3: Infusionsapparate, Technisches Krankenhaus-Service-Centrum Berlin)

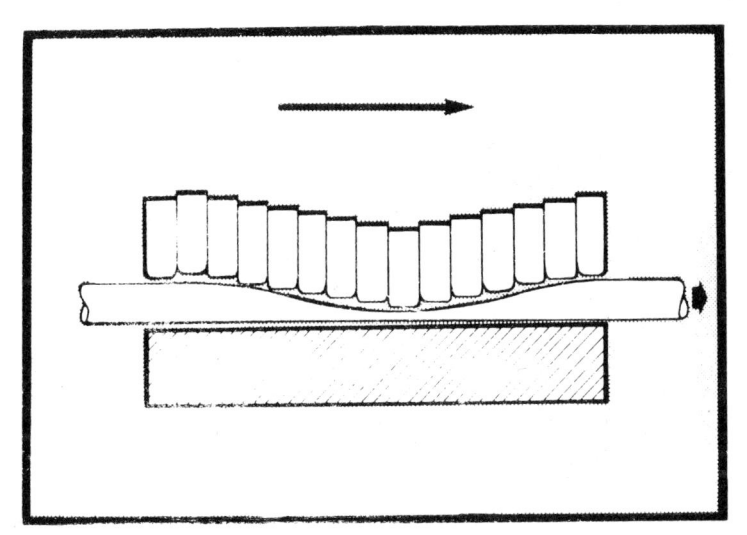

Abb. 41: Förderprinzip einer Peristaltikpumpe (aus: MOTZKOW et al., siehe Abb. 40)

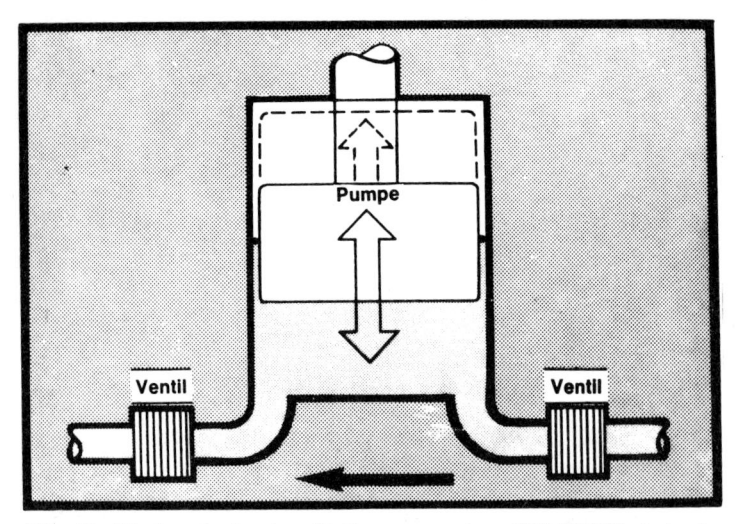

Abb. 42: Förderprinzip einer Kolbenpumpe (aus MOTZKOW et al., siehe Abb. 40)

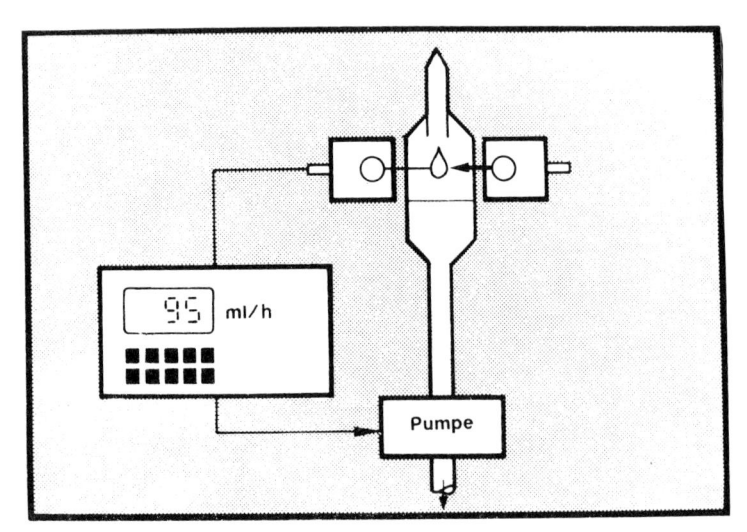

Abb. 43: Infusionssystem mit tropfengeregelter Infusionspumpe (aus: MOTZKOW et al., siehe Abb. 40)

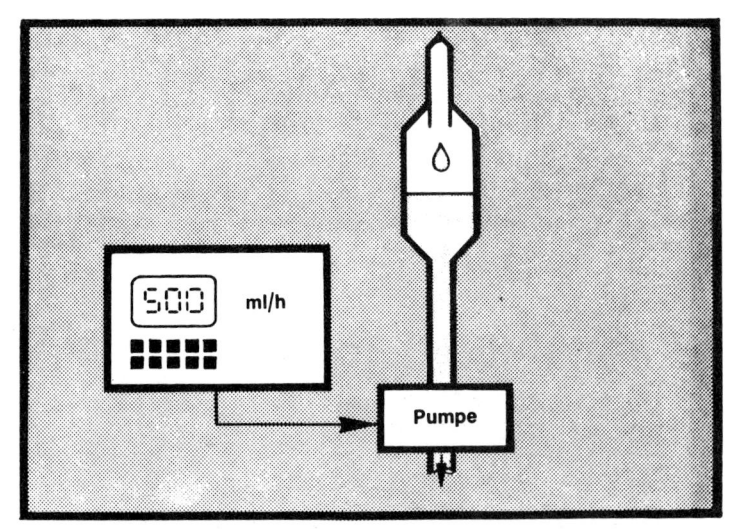

Abb. 44: Infusionssystem mit volumengesteuerter Infusionspumpe (aus: MOTZKOW et al., siehe Abb. 40)

Tropfengeregelte Infusionspumpen: Hier bezieht sich die Dosiergenauigkeit auf die Tropfenanzahl (Anzahl der Tropfen pro Minute), sie ist abhängig vom Volumen der Tropfen. Die Tropfengenauigkeit unterliegt, wie oben beschrieben, einigen wichtigen Bedingungen. Weiterhin ist die Dosiergenauigkeit vom Infusionsbesteck abhängig. Vom Hersteller empfohlene DIN-Bestecke erhöhen die Genauigkeit. Günstig wäre es, vom jeweiligen Fabrikat Umrechnungstabellen zu besitzen, die die Beziehung zwischen Volumen pro Tropfen, Tropfenrate und der jeweiligen Infusionslösung aufweisen. Die Genauigkeit der Dosierung liegt dann bei ±10 Prozent.

Bei den volumengesteuerten Infusionspumpen entspricht die Angabe der Dosiergenauigkeit dem geförderten Volumen. Werden bei diesen Pumpen Spezialbestecke mit kalibrierten Präzisionsschläuchen verwendet, so wird eine Fördergenauigkeit von ±5 Prozent und mehr erreicht.

Zu c)

Infusionsspritzenpumpen sind Druckinfusionsgeräte, die eine oder mehrere Spritzen gleichzeitig mit Hilfe eines linearen Präzisionskolbenantriebs entleeren (Abb. 45, 46). Die Fördergenauigkeit bei diesen Pumpen liegt bei ± 2 Prozent, da durch diese Pumpen viele der zuvor beschriebenen Fehlermöglichkeiten korrigiert und eliminiert werden. Spritzengrößen von 25, 50 und 100 ml sind im Handel erhältlich. Das Material dieser Spritzen besteht aus Metall, Glas oder Kunststoff. Diese Infusionsform ist besonders für eine genaue Zufuhr von Medikamenten geeignet mit Dosisraten von 1 bis 100 ml pro Stunde.

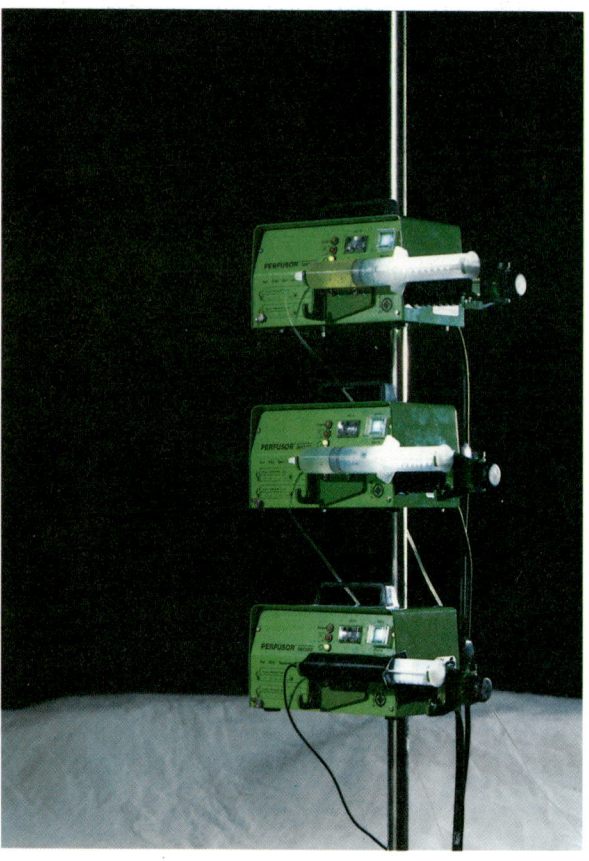

Abb. 45: Spritzenpumpe (PERFUSOR® secura)

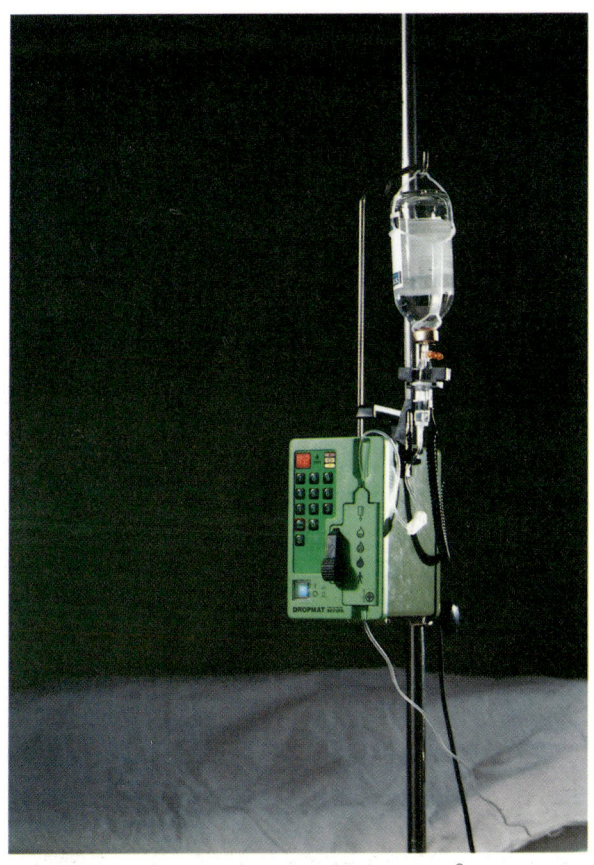

Abb. 46: Infusions-Schlauchpumpe (INFUSOMAT® secura)

Literaturverzeichnis

1. ABADIR, R. A., KUONG-ANN, U.:
   Complications of radial artery cannulation
   Anaesth. Review 7 (1980) 11–16
2. AHNEFELD, F. W., DICK, W.:
   Filtersysteme zur Vermeidung materieller und bakterieller Verunreinigungen
   Klin. Anästhesiologie und Intensivtherapie Bd. 14, Springer-Verlag, S. 131–138 (1977)
3. AHNEFELD, F. W., KLAUS, E.:
   Quantitative Analysen über den Partikelgehalt von Infusionslösungen, -zubehör und Medikamenten
   Anaesthesist 26 (1977) 476–484
4. ALTEMEYER, K. H., FALK, H., AHNEFELD, F. W.:
   Filter – eine Möglichkeit zur Vermeidung bakterieller und partikulärer Kontamination bei der klinischen Anwendung
   Hygiene und Medizin 5 (1980) 626–632
5. AUBANIAC, R.:
   L'injection intraveineuse sous-claviculaire. Avantages et technique.
   Presse méd. 60 (1952) 1456
6. BAUER, H.:
   Punktion und Katheterismus der Vena subclavia als sicherer venöser Zugang unter Notfallbedingungen
   Wehrmed. Mschr. 16 (1972) 10, 298–303
7. BAUER, H.:
   Über die Komplikationen des Vena-subclavia-Katheters und deren Verhütung
   Infusionstherapie 2 (1975) 134–142
8. BAUER, H.:
   Gefahren des Vena-subclavia-Katheters
   Dtsch. med. Wschr. 101 (1976) 672–674
9. BAUER, H., WELSCH, K. H.:
   Punktionstechniken in der Notfallmedizin
   MMW 118 (1976) 18, 567–572
10. BAUSE, H. W., DOEHN, M., GROSSNER, D.:
    Blutige arterielle Langzeitdruckmessung über die A. temporalis superficialis
    Prakt. Anaesth. 13 (1978) 181–185
11. BEDFORD, R. F.:
    Radial arterial function following percutaneous cannulation with 18- and 20-gauge catheters
    Anesthesiology 47 (1977) 37–39
12. BEDFORD, R. F., WOLLMANN, H.:
    Complications of percutaneous radial-artery cannulation
    Anesthesiology 38 (1973) 228–236

13. BLITT, C. D., WRIGHT, W. A. PETTY, W. C. and WEBSTER, Th. A.:
Central venous catheterization via the external jugular vein.
JAMA 229, (1974) 7, 817–818
14. BÖRNER, J., HELLER, K., HILGENBERG, F.:
Der intravasale Katheter
Indikation – Technik – Komplikation. Besonderheiten in der Pädiatrie.
In: Der intravasale Katheter
Hrsg: Lawin, P., Hartenauer, U.
INA, Band 28, S. 57–67, Thieme-Verlag
15. BORST, R. H., WOLF, H.:
Seltene Komplikationen bei Vena-cava-Katheter mit der Gefahr der Katheterembolisation
Notfallmedizin 2 (1976) 6, 358–359
16. BOULANGER, M., DELVA, E., MAILLEET, et al.:
Une nouvelle voie d'abord de la veine jugulaire interne
Can. Anaesth. Soc. J. 23 (1976) 609–615
17. BRINKMAN, A. J., COSTLEY, D. O.:
Internal jugular venipuncture
JAMA 223 (1973) 182–183
18. BRISMAR, B., HARSTEDT, C., JACOBSON, S.:
Diagnosis of thrombosis by catheter phlebography after prolonged central venous catheterization
Ann. Surg. 194 (1981) 779–783
19. BROWN, A. E., SWEENEY, D. B., LUMLEY, J.:
Percutaneous radial artery cannulation
Anaesthesia 24 (1969) 532–536
20. BUCHWALD, K. P.:
Kammerflimmern als Komplikation beim Legen eines Cava-Katheters
Anaesthesist 25 (1976) 110–111
21. BÜCKING, J., SCHIERLE, U.:
Lagekontrolle zentraler Verweilkatheter durch Ableitung des intravasalen EKG
Intensivmedizin 20 (1983) 1–3
22. BURRI, C.:
Zentraler Venendruck. Methodik und Aussagekraft.
Langenbecks Arch. Chir. 330 (1972) 191–196
23. BURRI, C., AHNEFELD, F. W.:
Cava-Katheter
Springer-Verlag, Berlin-Heidelberg-New York, 1977
24. BURRI, C., HENKEMEYER, H., PÄSSLER, H. H.:
Katheterembolien
Schweiz. med. Wschr. 101 (1971) 1537–1544
25. BURRI, C., KRISCHAK, G.:
Komplikationen beim Cava-Katheter
Med. Mitt. (Melsungen) 48 (1974) 118, 261–268

26. BUSSE, J., SCHRAMM, G., KÄMMERER, H., MICHEL, R.:
    Intrathorakale Katheterperforation
    Prakt. Anästh. 9 (1974) 48–54
27. CALDEROLI, H., MEYER, Ch., STARLINGER, M., HOLLENDER, L. F.:
    Septikämie und Thrombophlebitis als Komplikation des Venenkatheters
    Aktuelle Chirugie 11 (1976) 281–288
28. CIVETTA, J. M., GABEL, J. C., GEMER, M.:
    Internal jugular vein puncture with a margin of safety
    Anesthesiology 36 (1972) 622–623
29. COPPA, G. F., GOUGE, T. H., HOFSTETTER, S. R.:
    Air embolism: A lethal but preventable complication of subclavian vein catheterization
    JPEN 5 (1981) 166–168
30. DAILY, P. O., GRIEPP, R. B., SHUMWAY, N. E.:
    Percutaneous internal jugular vein cannulation
    Arch. Surg. Chicago 101 (1970) 534–536
31. DANGEL, P.:
    Die Technik der Infusionsbehandlung und der parenteralen Ernährung bei Neugeborenen und Säuglingen
    Infusionstherapie 2 (1975) 34–43
32. DEFALQUE, R. J., WITTIG, B.:
    Punktion und Katheterisierung der Vena jugularis interna
    Anaesthesist 23 (1974) 41–44
33. DUMBAR, R. D., MITCHELL, R., LAVINE, M.:
    Aberrant locations of central venous catheters
    Lancet 1 (1981) 711–715
34. EINBERGER, C., SCHMITT, D.:
    Sterilität und Partikelgehalt – Risikofaktoren der parenteralen Applikation
    Krankenhauspharmazie Nr. 1 (1981)
35. EISENHAUER, E. D., DERVELOY, R. J., HASTINGS, P. R:
    Prospective evaluation of central venous pressure (CVP) catheters in a large city-country-hospital
    Ann. Surg. 196 (1982) 560–564
36. EMMRICH, P.:
    Die Anwendung des Cavakatheters in der pädiatrischen Intensivpflege
    Mschr. Kinderheilk. 119 (1971) 6, 218–222
37. ENGLICH, J. C. W., FREW, R. M., PIGOTT, J. F., ZAKI, M.:
    Percutaneous catheterisation of the internal jugular vein
    Anaesthesia 24 (1969) 521–531
38. FECHNER, R.:
    Über den Gebrauch von Infusionsfiltern
    Anästh. Intensivther. Notfallmed. 16 (1981) 93–95
39. GABKA, J.:
    Injektions- und Infusionstechnik. Praxis, Komplikationen
    3. Aufl., De Gruyter, Berlin, 1982

40. GOERKE, H.:
Geschichtliches über die intravenöse Injektion
Therap. Gegenw. 98 (1959) 242–245
41. GOFFERJE, H.:
Infusionstherapie heute
Med. Welt 28 (1977) 26, 1152–1156
42. HAINDL, H.: Cava-Katheter im Vergleich.
Perimed Fachbuchverlagsgesellschaft mbH, Erlangen, 1983
43. HAUSMANN, D., SCHULTE AM ESCH, J., FISCHDICK, G.:
Klinische und dopplersonographische Untersuchungen zur Komplikationsrate der A. radialis-Kanülierung
Anästh. Intensivther. Notfallmed. 16 (1981) 269–273
44. HEITMANN, D.:
Katheterisierung der Vena-cava-superior über die Vena jugularis externa und interna sowie durch supraclaviculäre Punktion der Vena anonyma
Med. Mitt. (Melsungen) 48 (1974) 118, 249–260
45. HEITMANN, D.:
Indikation und Technik zentralvenöser Katheter
In: Der intravasale Katheter
Hrsg.: Lawin, P., Hartenauer, U.
INA, Band 28, S. 30–40, Thieme-Verlag
46. HENNEBERG, G.:
Die Nutzung neuer Techniken im Kampf gegen den Hospitalismus
Medizinal-Markt/Acta Medicotechnica 10 (1962) 9
47. HERBST, C. A.:
Indications, management and complications of percutaneous subclavian catheters
Arch. Surg. 113 (1978) 1421–1425
48. HIRSCHAUER, M.:
Punktionskanülen und Katheter
Med. Mitt. (Melsungen) 48 (1974) 118, 177–184
49. HOFMANN, P., W. SCHOCKENHOFF und H.KOCH: Doppellumenkatheter in Anästhesie und Intensivmedizin.
Anaesthesist (1985) 34, 141–144.
50. HUBMANN, M., WEIKL, A., LANG, E.:
Neuer zentraler Venenkatheter arteriell und venös einsatzbar Notfallmedizin 9 (1983) 513–581
51. HUFNAGL, H. D.:
Kontrolle der Cava-Katheterlage durch intraatriales Elektrokardiogramm
Anaesthesist 25 (1976) 106–109
52. HUSUM, B. PALM, T., ERIKSEN, J.:
Percutaneous cannulation of the dorsalis pedis artery. A prospective study
Br. J. Anaesth. 51 (1979) 1055–1058
53. JERNIGAN, W. R., GARDNER, W. C., MAHR, M. M., MILBURN, J. L.:
Use of the internal vein for placement of central venous catheter

Surg. Gynec. Obstet. 130 (1970) 520–524
54. JUST, O. H., DIETZEL, W.:
Die historische Entwicklung der intravenösen Injektionstechnik und die heutige Verwendung der Plastikkanüle (Braunüle®)
Sonderdruck aus: „Die Schwester" (1966) 12
55. KÖBLER, H.:
Die Venae sectio
Deutsches Ärzteblatt 17 (1971) 1246–1250
56. KONALD, P., ULLMANN, U., SCHRADER, C. P. KIENINGER, G.:
Klinische und bakteriologische Beobachtungen bei intravenös eingeführten Kathetern
Dtsch. med. Wschr. 99 (1974) 1009–1013
57. KRISCHAK, G., BURRI, C.:
38. klinische und physikalische Untersuchungen über die Abhängigkeit der Komplikationen vom Material des Cava-Katheters
Langenbeck's Arch. Chir. Suppl. Chir. Forum 1974, 167–169
58. LAWIN, P. (Hrsg.):
Praxis der Intensivbehandlung
Georg Thieme-Verlag, Stuttgart, 1981
59. LIEBENSCHÜTZ, F., HENNEBERG, U., THRON, H. L.:
Zentraler Venendruck und Orthostaseverhalten in der postoperativen Phase
Anaesthesist 24 (1975) 9, 404–407
60. LOERS, F. J.:
Probleme des intravenösen Zugangs – ein neues Besteck für den Kavakatheter über die Vena jugularis interna
Infusionstherapie 3 (1976) 34–36
61. LOERS, F. J.:
Erfahrungen mit dem intrakardialen EKG zur Lage-Kontrolle des Cava-Katheters
Anästh. Intensivmed. 19 (1978) 495–502
62. LOERS, F. J., LINDAU, B., WALTER, E.:
Extraktion eines abgeschnittenen Cava-Katheters mit einem Steinfänger
Chirurg 47 (1976) 4, 246–247
63. LOHMÜLLER, G., BAUER, H., RUHWINKEL, B., KAISER, W., LYDTIN, H.:
Herzbeuteltamponade während parenteraler Ernährung über einen Subclavia-Katheter
MMW 117 (1975) 37, 1463–1468
64. LUTZ, H.:
Venendruck und Venendruckmessung
Sonderdruck, Zeitschr. f. Praktische Anästhesie und Wiederbelebung 3 (1968) 190–192
65. MATHIAS, K.:
Fehllagen von Venenkathetern. Ihre Vermeidung und Korrektur
Dtsch. med. Wschr. 101 (1976) 612–614

66. MEHRKENS, H. H., KLAUS, E., SCHMITZ, J. E.:
Möglichkeiten materieller Verunreinigungen durch Zusatzinjektionen
Klin. Anästhesiologie und Intensivtherapie Bd. 14, Springer-Verlag S. 106–113 (1977)
67. MEYER, K. J.:
Infraclaviculärer Zugang zur Vena subclavia – Vena cava
Med. Mitt. (Melsungen) 48 (1974) 118
68. MITCHEL, S. A., CLARK, R. A.:
Complications of central venous catheterization
AJR 133 (1979) 467–476
69. MOTZKUS, B., HABERLAND, W. W., WOLF, M.:
Medizintechnik im Krankenhaus
Band 3: Infusionsapparate
Technisches Krankenhaus-Service-Centrum Berlin
70. MÜLLER, K. M., BLAESER, B.:
Tödliche thromboembolische Komplikationen nach zentralem Venenkatheter
Sonderdruck, Dtsch. med. Wschr. 101 (1976) 411–413
71. MÜLLER, K. M., BLASCHKE, R., STEINMAIER, F.:
Oberflächenstrukturen von Venenkathetern
Med. Welt 28 (1977) 2055
72. NIESSNER, G., SAUER, G., STRICKNER, M.:
Der Vena-subclavia-Katheter in der Unfallchirugie
Sonderdruck, Wiener klinische Wochenschrift 88 (1976) 4, 129–131
73. OPDERBECKE, H. W.:
Indikationen für die Wahl des Zugangsweges
Med. Mitt. (Melsungen) 48 (1974) 118
74. ORESTANO, F., DIETZ, H.:
Endophlebitis und Myokarditis als seltene Komplikation bei Anwendung von Vena-cava-Kathetern
Anaesthesist 15 (1966) 225–229
75. PETERS, J. L.:
Current problems in central venous catheter systems
Intensive Care Med. 8 (1982) 205–208
76. PFARR, B., PÄSSLER, H. H., BURRI, C.:
Die Technik der parenteralen Ernährung
In: Heller, K. L., Schultis, K., Weinheimer, B. (Hrsg.)
Grundlagen und Praxis der parenteralen Ernährung
Thieme-Verlag, Stuttgart (1974) 163–170
77. PHILLIPS, I., MEERS, P. D., D'ARCY, P. F.:
Microbiological hazards of infusion therapy
Proceedings of an international symposium held at the university of Sussex, England, March 76
MTP Press LTD, Lancaster, England

78. PIPPIG, L.:
Zentrale Venendruckmessung
Dtsch. med. Wschr. 98 (1973) 1393
79. RAO, T. L. K., WONG, A. Y., SALEM, M. R.:
A new approach to percutaneous catheterization of the internal jugular vein
Anesthesiology 46 (1977) 362 – 364
80. RAUBER, KOPSCH:
Lehrbuch und Atlas der Anatomie des Menschen
Thieme Verlag, Stuttgart 1940
81. ROSS, A. H. ANDERSON, J. R., WALLS, A. D.:
Central venous catheterisation
Ann. R. Coll. Surg. Engl. 62 (1980) 454 – 458
82. SABUNCU, N., VOLLES, E., GRESSNER, P., PRILL, A., HARMS, U.:
Pathologisch-anatomische Befunde und hämodynamische Grundlagen bei Anwendung des Vena-subclavia-cava-Katheters
Dtsch. Z. Nervenheilk. 196 (1969) 266 – 274
83. SCHALDACH, M., BLASER, R.:
Antithrombogene Kunststoffe für den Organersatz
Langenbeck's Arch. Chir. 329 (1971) 368 – 369
84. SCHLAG, G.:
Die Bedeutung des zentralen Venendruckes in der Traumatologie
Chirurg 38 (1967) 11, 523 – 528
85. SCHMITT, D.:
Sterilität und Partikelgehalt von Infusionslösungen
Anästh. Intensivther. Notfallmed. 16 (1981) 96 – 102
86. SIMON, J.:
Praxis und Technik der parenteralen Ernährung
Prakt. Anästh. 11 (1976) 146 – 155
87. STEWART, D. R., JOHNSON, D. G., MYRES, G. G.:
Hydrocephalus as a complication of jugular catheterization during total parenteral nutrition
J. Pediatr. Surg. 10 (1975) 771 – 777
88. STRACKHARN, K.:
Technische Probleme der parenteralen Ernährung
Medizinal Markt / Medicotechnica 23 (1975) 4, 98 – 103
89. STOECKEL, H.:
Intra- und postoperative Beurteilung des Kreislaufs durch zentrale Venendruckmessung
Sonderdruck, Kreislauf- und Stoffwechselprobleme bei Neugeborenen und Säuglingen
Urban und Schwarzenberg, München (1968) 10 – 15
90. STOECKEL, H.:
Vena-subclavia-Punktionsbesteck Cavafix®
Z. prakt. Anästh. 8 (1973) 263 – 265

91. STOECKEL, H., SIMMENDINGER, H. J.:
    Technik und Erfahrungen mit dem Subclavia-Katheter
    Med. Mitt. (Melsungen) 48 (1974) Suppl.1, 161–169
92. TONCZAR, L., CORAIM, F., EGKHER, E., ILIAS, W., STRICKNER, M.:
    Ist die angiographische Kontrolle eines Zentralvenenkatheters erforderlich
    Anaesthesist 26 (1977) 586–588
93. VOGEL, W.:
    Punktion, Katheterisierung und Venae sectio peripherer Venen
    Med. Mitt. (Melsungen) 48 (1974) 118
94. WEISSBACH, L., RIEFL, T.:
    Ein neues Besteck zur Punktion und Katheterisierung der Vena subclavia
    Infusionstherapie 1 (1973/74) 315–317
95. WELTER, H. F., NATHRATH, W. B. J., PFEIFER, J.:
    Herzwandperforation durch zentrale Venenkatheter:
    Begünstigung durch Wandfaktoren?
    Anästh. Intensivther. Notfallmed. 16 (1981) 274–278
96. WRETLIND, A.:
    Die historische Entwicklung der parenteralen Ernährung
    In: Klinische Ernährung 11. Parenterale Ernährung
    Eigler, F. W., (Hrsg.), W. Zuckschwerdt-Verlag, München-Bern-Wien.
97. YOFFA, D.:
    Supraclavicular subclavian venepuncture and catherisation
    Lancet 2 (1965) 614–617